医院感染管理科
建设管理规范

东南大学出版社
·南京·

图书在版编目(CIP)数据

医院感染管理科建设管理规范/姜亦虹主编. —南京:东南大学出版社,2011.9(2012.6 重印)
ISBN 978-7-5641-2891-3

Ⅰ.①医… Ⅱ.①姜… Ⅲ.①医院—感染—卫生管理—规范 Ⅳ.①R197.323-65

中国版本图书馆 CIP 数据核字(2011)第 128186 号

东南大学出版社出版发行
(南京四牌楼 2 号 邮编 210096)
出版人:江建中
江苏省新华书店经销 南京玉河印刷厂印刷
开本:850mm×1168mm 1/32 印张:3.875 字数:101 千字
2011 年 9 月第 1 版 2012 年 6 月第 2 次印刷
ISBN 978-7-5641-2891-3
印数:5001—7000 册 定价:15.00 元

本社图书若有印装质量问题,请直接与读者服务部联系。电话(传真):025-83792328

医政管理规范编委会

名誉主委 唐维新

主任委员 黄祖瑚

副主任委员 李少冬 张金宏 卢晓玲

委 员

(以下按姓氏笔画顺序排列)

孔汉良 尹 亮 方佩英 王荣申 王德杭
兰 青 刘乃丰 吕 民 汤仕忠 许 斌
张劲松 忻国豪 李秀连 谷瑞先 邱海波
陈小康 周卫兵 季国忠 易利华 范钦和
俞 军 胡 丹 胡宁彬 顾 民 曾因明
程崇高 蒋艺萍 韩光曙 霍孝蓉

秘 书 俞荣华 盛兴产

《医院感染管理科建设管理规范》编委会

主　编　姜亦虹

副主编　刘月秀　张卫红　沈　黎

主　审　李少冬

编　委　(按姓氏笔画排序)

刘月秀　邢　虎　张卫红　张午声

张艳红　沈　玲　沈　黎　周　宏

姜亦虹　赵丽霞　赵莉萍　徐淑杰

谭思源

序

感染管理是医院管理的重要组成部分，是医疗质量的基本保证。在医疗技术日新月异的今天，感染管理工作也必须与时俱进。但由于感染管理工作性质决定了其无法产生直接的经济效益，很多成本的投入不能立即看到成效，在医疗环境艰难的情况下，医院管理者常常首先忽略了感染管理工作。因而出现了感染管理科形同虚设，人员更替频繁，以应付上级部门检查作为感染管理科的主要任务，致使医院感染暴发事件时有发生，造成极其恶劣的影响。

我省一直高度重视感染管理工作，近年来，对医院消毒供应室、医院感染管理专职人员管理等制定了一系列的管理办法。为进一步规范我省感染管理工作，省卫生厅委托省医院协会，组织江苏省医院感染管理医疗质量控制中心组织专家编写了《医院感染管理科建设管理规范》。本书适用我省各级各类医疗机构，书中规定的要求将在今后的医院考核和评审中加以体现，望大家认真对照执行。

江苏省卫生厅

2011年5月

前　　言

医院感染管理经过二十年的实践积累已逐步形成一个完整的学科体系。随着医疗技术的不断提高，医院感染管理水平也有了长足进步。感染管理工作已从当初的"空气培养、查阅病历"为主要工作，发展到如今的"注重临床干预和过程监测"。工作内容与管理内涵均不可同日而语。但由于各级各类医院发展极不平衡，感染管理水平也参差不齐。

为了规范我省感染管理工作，提升整体管理水平，江苏省医院感染管理医疗质控中心组织专家编写了《医院感染管理科建设管理规范》。该书分为组织建设、人员职责及管理、感染管理部工作、感染管理工作质量考核等四个章节，对具体工作要求做了详细描述。该书结合了近年来卫生部发布的感染管理相关规范内容，体现了感染管理新理念新进展，并着力于具体操作的实现。为广大专职人员提供了一本实用性强的工作规范。

由于编写时间仓促、编者水平有限，难免有疏漏和不足，敬请同道批评指正。

编者

2011 年 5 月

目 录

第一章 医院感染管理组织建设 ……………………………… (1)
 第一节 医院感染管理委员会 ………………………………… (1)
 第二节 医院感染管理部门 …………………………………… (2)
 第三节 感染管理小组 ………………………………………… (3)

第二章 医院感染管理相关人员职责及管理 ………………… (5)
 第一节 各类人员工作职责 …………………………………… (5)
 第二节 专职人员管理 ………………………………………… (9)

第三章 感染管理部门工作 …………………………………… (11)
 第一节 监测 …………………………………………………… (11)
  一、病例监测 ………………………………………………… (11)
  二、消毒灭菌效果监测 ……………………………………… (12)
  三、环境卫生学监测 ………………………………………… (14)
 第二节 医院感染预防与控制 ………………………………… (14)
  一、医院消毒与灭菌 ………………………………………… (14)
  二、耐药菌预防与控制 ……………………………………… (40)
  三、医务人员职业卫生安全防护 …………………………… (42)
  四、医院感染暴发与处置 …………………………………… (46)
  五、重点部位的医院感染预防与控制 ……………………… (48)
  六、感染性疾病会诊 ………………………………………… (55)
 第三节 重点部门管理 ………………………………………… (56)
  一、手术部（室）感染管理 …………………………………… (56)
  二、新生儿室感染管理 ……………………………………… (58)
  三、内镜室感染管理 ………………………………………… (59)
  四、产房感染管理 …………………………………………… (61)
  五、血液净化室感染管理 …………………………………… (62)
  六、供应室感染管理 ………………………………………… (64)

七、ICU 感染管理 ……………………………………… (69)
　　八、导管室感染管理 …………………………………… (71)
　　九、口腔科感染管理 …………………………………… (72)
　　十、重症烧伤病房感染管理 …………………………… (73)
　　十一、净化病房感染管理 ……………………………… (74)
　　十二、感染性疾病科感染管理 ………………………… (74)
　第四节　监督管理 ………………………………………… (76)
　　一、消毒药械管理 ……………………………………… (76)
　　二、一次性医疗无菌用品管理审核 …………………… (77)
　　三、抗菌药物临床应用的管理 ………………………… (79)
　　四、建筑设计审核 ……………………………………… (81)
　　五、医疗废物管理 ……………………………………… (81)
　第五节　培训 ……………………………………………… (83)
　　一、培训要求 …………………………………………… (83)
　　二、培训方式 …………………………………………… (83)
　　三、培训内容 …………………………………………… (84)
　第六节　医院感染预防与控制方面的科研工作 ………… (86)
　　一、医院感染科研选题与立题的原则与方法 ………… (86)
　　二、医院感染科研设计的原则 ………………………… (87)
　　三、医院感染研究常用的设计方案 …………………… (89)
第四章　医院感染管理工作质量考核 ……………………… (91)
　　一、组织管理 …………………………………………… (91)
　　二、感染管理部门工作内容考核 ……………………… (91)
　　三、教育培训与科研 …………………………………… (93)
　　四、手卫生 ……………………………………………… (93)
　　五、医院感染流行和暴发的报告与控制 ……………… (93)
　　六、感染管理部门的自我评价制度 …………………… (94)
附件：江苏省医院感染管理质量评价标准 ………………… (95)
参考文献……………………………………………………… (109)

第一章 医院感染管理组织建设

第一节 医院感染管理委员会

实际开放床位总数在100张以上的医院应当设立医院感染管理委员会和独立的医院感染管理部门；实际开放床位总数在100张以下的医院应当指定分管医院感染管理工作的部门。其他医疗机构应当有医院感染专(兼)职人员。医院感染管理委员会由医院感染管理部、医务处、护理部、临床科室、消毒供应中心、手术部、临床检验部、药事管理部、设备管理部、后勤管理部门及其他有关部门的主要负责人组成，主任委员由医院院长或者主管医疗工作的副院长担任。

一、医院感染管理委员会的职责

1. 认真贯彻医院感染管理方面的法律法规及技术规范、标准，制定本医院预防和控制医院感染的规章制度并监督实施。

2. 根据预防医院感染和卫生学要求，对本医院的建筑设计、重点科室建设的基本标准、基本设施和工作流程进行审查并提出意见。

3. 研究并确定本医院的医院感染管理工作计划，并对计划的实施进行考核和评价。

4. 研究并确定本医院的医院感染重点部门、重点环节、重点流程、危险因素以及采取的干预措施，明确各有关部门、人员在预防和控制医院感染工作中的责任。

5. 研究并制定本医院发生医院感染暴发及出现不明原因传染性疾病或者特殊病原体感染病例等事件时的控制预案。

6. 建立会议制度，定期研究、协调和解决有关医院感染管理方面的问题。

7. 根据本医院病原体特点和耐药现状,配合药事管理委员会提出合理使用抗菌药物的指导意见。

8. 其他有关医院感染管理的重要事宜。

二、会议制度

1. 每年至少召开2次会议,讨论研究医院感染管理上存在的问题,解决2~3项重点或难点问题,遇到紧急情况随时组织召开。

2. 医院感染管理委员会主任应全程参加会议。

3. 出席人员不应少于委员会总人数的3/4,会议应设签到。

4. 应有详细会议记录,对于会议形成的决议应编写会议纪要,并向有关部门通报。

第二节 医院感染管理部门

100张床位以上的医疗机构应当设置独立的感染管理部门,直属院长或主管医疗副院长领导,不得隶属于医务处、护理部等职能科室。每250张床位应至少配备专职人员1名。

一、感染管理部门人员配置要求

医院感染管理专职人员应由医疗、护理、公共卫生、微生物等不同专业人员组成。医院感染管理专职人员应具备一定临床工作经验,熟悉医院临床工作程序。无临床工作经历的专职人员,应经临床科室轮转满2年,了解医疗及护理工作程序。感染管理部门负责人应当为感染管理专职人员。二级医院感染管理科负责人至少具备中级以上技术职称,三级医院感染管理科负责人至少具备副高级以上技术职称,熟练掌握医院感染管理专业知识,从事感染管理专业不少于2年。

二、职责

1. 对有关预防和控制医院感染管理规章制度的落实情况进行检查和指导。

2. 对医院感染及其相关危险因素进行监测、分析和反馈,针对问题提出控制措施并指导实施。

3. 对医院感染发生状况进行调查、统计分析,并向医院感染管理委员会或者医疗机构负责人报告。

4. 对医院的清洁、消毒灭菌与隔离、无菌操作技术、医疗废物管理等工作提供指导。

5. 对传染病的医院感染控制工作提供指导。

6. 对医务人员有关预防医院感染的职业卫生安全防护工作提供指导。

7. 对医院感染暴发事件进行报告和调查分析,提出控制措施并协调、组织有关部门进行处理。

8. 对医务人员进行预防和控制医院感染的培训工作。

9. 参与抗菌药物临床应用的管理工作。

10. 对消毒药械和一次性使用医疗器械、器具的相关证明进行审核。

11. 组织开展医院感染预防与控制方面的科研工作。

12. 完成医院感染管理委员会或者医疗机构负责人交办的其他与感染管理相关的工作。

三、会议制度

每月应召开科务会,对医院感染监测、预防控制及管理情况进行分析和总结,布置及总结科室工作。

第三节 感染管理小组

临床各科室感染管理小组由科主任、护士长、感控兼职医生和护士组成,在科主任的领导下开展工作。

职责

1. 认真落实医院感染管理有关规章制度、标准。根据本科室特点,制定具体管理细则并组织实施。

2. 对医院感染病例及感染环节进行监测,采取有效措施,降低本科室医院感染发病率。发现医院感染流行趋势时,及时报告感染管理部,并积极协助调查和落实各项控制措施。

3. 制定科室抗菌药物合理使用细则,监督检查本科室抗感染药物使用情况,定期总结分析,不断提高合理使用抗菌药物的水平和微生物学送检率。

4. 督促检查本科室医务人员执行和落实无菌操作技术和消毒隔离制度。

5. 组织本科室医院感染预防控制知识和技术的培训。

6. 做好对卫生员、配膳员、陪住、探视者的卫生学监督管理和教育。

7. 在感染管理部门的指导下,具体落实各项监测工作并做好登记工作。

8. 严格执行一次性医疗用品的检查、使用和处置工作。

9. 定期向医院感染管理委员会汇报各项统计数据,监测结果等。

第二章　医院感染管理相关人员职责及管理

第一节　各类人员工作职责

一、感染管理部门主任职责

1. 在医院分管院长的领导下负责本部门业务和行政管理工作。
2. 根据国家法律、法规、部门规章、指南等要求,负责组织制定及修订全院医院感染管理的相关制度、控制措施、实施方案、应急预案,提交医院感染管理委员会审定并贯彻落实。
3. 负责制定本部门年、季、月工作计划并组织实施;负责定期检查本部门各项工作任务完成情况。
4. 负责组织开展各类医院感染监测、预防和控制工作,并定期对医院感染监测结果进行分析、总结反馈。
5. 定期召开部门会议,提出会议内容,解决实际问题。
6. 定期组织对全院各科室医院感染管理工作进行考核,并纳入全院综合目标考核内容。
7. 定期组织开展形式多样的医院感染预防控制专业知识培训工作,提高全院各类人员医院感染防控意识和技能。
8. 参与医院医疗用房新建、改建、布局流程的卫生学评价。
9. 参与消毒药械、一次性无菌医疗用品等相关证件审核工作。
10. 出现或高度疑似医院感染暴发流行时,及时向主管院长(或副院长)及医院感染管理委员会汇报情况,提请启动医院感染管理应急预案,及时组织流行病学调查,制定控制措施。

11. 及时了解国内外医院感染管理的新进展,负责本科人员的业务学习和外出进修安排,努力提高科室各级人员医院感染管理业务水平。

12. 结合医院实际情况,负责开展医院感染预防与控制研究性工作。

二、专职医生职责

1. 在部门主任的领导下,做好有关医院感染管理的各项工作。

2. 负责组织开展各类医院感染病例监测、医院常见病原菌及耐药菌监测工作,定期对监测资料进行汇总、统计、分析和上报,对监测中发现的问题提出初步控制方案。

3. 密切注意住院病人医院感染发病趋势,发现问题及时报告和反馈。

4. 对医院感染暴发事件立即进行调查分析,设计流行病学调查方案,提出初步干预措施,并协调和配合相关部门进行处理。

5. 参与各种形式医院感染知识培训及指导工作。

6. 参与部门内各项感染预防控制专项检查工作,协助科内其他人完成各项临时性任务。

7. 参与医院组织的抗菌药物合理使用调查和管理工作。

8. 参与医院组织的感染病例会诊。

9. 及时了解国内外医院感染管理进展,结合医院工作实际,开展医院感染预防与控制方面的研究性工作。

10. 完成部门安排的其他工作。

三、专职护士职责

1. 在部门主任的领导下,做好有关医院感染管理的各项工作。

2. 监督管理全院各科室的消毒、灭菌、无菌操作和隔离措施执行情况。

3. 根据《医院感染管理办法》和新出台的各类法律法规,及时完善、修订各项监测方法和质量标准。

4. 按计划完成各项卫生学和消毒灭菌效果监测工作,发现问题及时汇报和反馈,提出改进措施,并指导实施。

5. 参与医院感染病例监测和感染暴发时的流行病学调查、干预、处理工作。

6. 参与各种形式的医院感染知识培训及指导工作。

7. 参与部门内各项感染预防控制专项检查工作,协助科内其他人完成各项临时性任务。

8. 及时掌握和推广各种新的消毒、灭菌和监测方法,参加医院感染预防与控制方面的研究性工作。

9. 完成部门安排的其他工作。

四、专职检验师职责

1. 在部门主任的领导下负责医院感染微生物检测工作,熟练掌握各类标本采集、标本质控和检验技术。

2. 做好医院感染标本检测的资料登记及统计、分析工作,及时与微生物室保持联系,一旦发现有特殊微生物或流行倾向的标本,及时向相关部门反馈和向医院领导汇报。

3. 协助医院感染管理专职医生、护士完成调查和科研任务。

4. 当发生医院感染暴发流行时,承担相关检测工作;配合医院感染管理专职医生立即深入现场,调查分析发病原因。

5. 定期总结(每季或半年)院内菌种的分布结果,公布医院主要致病菌及药敏试验的统计资料,向临床医护人员和医院感染监控人员提供信息。

6. 及时了解国内外医院感染检测方法的新进展、新动态,提升自身业务水平。

7. 完成部门安排的其他工作。

五、临床兼职人员职责

(一)临床兼职医师职责

1. 在科主任的领导下,负责本科室医院感染预防控制工作。

2. 督查科室感染控制计划的落实,协助科主任做好科室内抗菌药物合理使用管理。

3. 负责督促临床医师及时报告感染病例,督促及时送检标本。

4. 负责对科室新进工作人员进行相关感染预防控制工作的教育。

5. 全面了解科内医院感染动态,主动发现感染问题,提出意见和建议。

6. 积极参与全院性医院感染监控活动,并与感染管理部门保持联系,发现感染病例或有暴发倾向时及时主动报告。

7. 积极参与感染预防控制知识培训,不断提高感染防控意识和业务水平。

8. 参与医院感染预防与控制方面的研究工作。

(二)临床兼职护士职责

1. 在科主任、护士长的领导下,负责本科室消毒隔离工作。

2. 协助完成本科室医院感染监测和监督感染控制方案的贯彻执行。

3. 负责本科室内医院感染管理知识的宣教和指导工作。

4. 协助和督促临床医生及时认真填报医院感染病例和及时送检标本。

5. 主动发现本科室感染控制存在的问题,并向感染管理部门提出意见和建议。

6. 积极参与全院性医院感染监控活动,并与感染管理部门保持联系,发现医院感染病例暴发倾向时及时主动报告。

7. 积极参与感染预防控制知识培训,不断提高感染防控意识和业务水平。

8. 参与医院感染预防与控制方面的研究工作。

第二节　专职人员管理

根据《江苏省医院感染管理专职人员管理办法(试行)》的要求,依据专职人员业务学习、专业能力及论文撰写情况对专职人员按四个等级实行分级管理,即初级管理员、中级管理员、副高级管理员和高级管理员。

1. 初级管理员

专职人员从事本专业满2年,取得岗位培训证书,每年参加本专业继续医学教育培训并完成省、市院感质控中心规定的业务学习不少于16学时,两年内撰写读书笔记或本专业论文不少于3篇。经评审,取得初级管理员证书。

2. 中级管理员

专职人员从事本专业满四年,取得岗位培训证书,每年参加本专业继续医学教育培训并完成省、市院感质控中心规定的业务学习不少于16学时,经短期进修或脱产学习,四年内撰写本专业论文不少于3篇,发表本专业论文不少于2篇。经评审,取得中级管理员证书。

3. 副高级管理员

专职人员从事本专业满六年,取得岗位培训证书,每年参加本专业继续医学教育培训并完成省、市院感质控中心规定的业务学习不少于16学时,六年内撰写本专业论文4篇,发表本专业论文不少于3篇,经评审,取得副高级管理员证书。

4. 高级管理员

专职人员从事本专业满八年,取得岗位培训证书,撰写专业论文5篇,发表本专业论文不少于4篇,参加本专业继续医学教育培训并完成省、市院感质控中心规定的业务学习。经评审,取得高级管理员证书。

5. 三级医院感染管理部门主任应具有中级及以上管理员

水平。

6. 根据上述要求每年对专职人员进行考核,连续两次不合格的,作降级处理或年度考核不合格。

7. 对专职人员的考核管理作为感染管理重要指标纳入等级医院评审与复核评价工作。

第三章 感染管理部门工作

第一节 监 测

一、病例监测

(一) 医院感染病例相关监测要求

1. 新建或未开展过医院感染监测的医院应先开展全面综合性监测；监测时间不少于 2 年。

2. 已经开展 2 年以上全面综合性监测的医院应开展目标性监测；目标性监测时间应连续 6 个月以上。

3. 开展目标性监测的医院每年至少进行一次现患率调查。

(二) 医院感染监测方法

1. 全面综合性监测　医院应采用前瞻性的调查方法，连续不断地对所有临床科室的全部住院患者和医务人员进行医院感染及其有关危险因素的监测。

2. 目标性监测　医院针对本院的高危人群、高发感染部位开展的医院感染及其危险因素的监测。

3. 现患率调查　利用普查或抽样调查的方法，收集一个特定的时间内，即在某一时点或时段内，有关实际处于医院感染状态的病例资料，从而描述医院感染与其影响因素的关系。

4. 耐药菌监测　监测临床分离细菌耐药性发生情况，包括临床上一些重要的耐药细菌的分离率，如耐甲氧西林金黄色葡萄球菌(MRSA)；耐万古霉素肠球菌(VRE)；产超广谱 β-内酰胺酶(ESBLs)的细菌；耐碳青霉烯肠杆菌科细菌(CRE)，如产 NDM-1 或产 KPC 的细菌；耐碳青霉烯鲍曼不动杆菌(CR-AB)；多重耐药/泛耐药铜绿假单胞菌(MDR/PDR-PA)；多重耐药结核分枝杆菌等。对不同时间的耐药菌分离率进行分析比较，及时了解细菌耐药的发生、发展趋势。

二、消毒灭菌效果监测

医院应定期对消毒药械的效能进行监测，这是评价消毒设备运转是否正常、消毒药械是否有效、消毒方法是否合理、消毒效果是否达标的主要手段。

（一）使用中的消毒剂监测

1. 浓度监测　使用中的消毒剂应定期检测其有效浓度，以确保消毒剂的浓度在使用范围内。

2. 细菌染菌量监测　消毒剂每季度一次；灭菌剂每月监测一次。

（二）压力蒸汽灭菌效果监测

1. 物理监测　每次灭菌应连续监测并记录灭菌时的温度、压力和时间等灭菌参数。监测不合格的灭菌物品不得发放。

2. 化学监测　应进行包外、包内化学指示物监测。具体要求为灭菌包包外应有化学指示物，高度危险性物品包内应放置包内化学指示物，置于最难灭菌的部位。监测不合格的灭菌物品不得发放。

3. 生物监测　应每周监测一次，有植入物时应每批次进行生物监测。监测不合格时，应尽快召回上次生物监测合格以来所有尚未使用的灭菌物品，重新处理。

（三）干热灭菌的监测

1. 物理监测　每灭菌批次应进行物理监测。监测不合格的灭菌物品不得发放。

2. 化学监测　每一灭菌包外应使用包外化学指示物，每一灭菌包内应使用包内化学指示物，并置于最难灭菌的部位。监测不合格时，灭菌物品不得发放。

3. 生物监测　应每周监测一次。监测不合格时，应尽快召回上次生物监测合格以来尚未使用的灭菌物品，重新处理。

（四）环氧乙烷灭菌监测

1. **物理监测** 每次灭菌应连续监测并记录灭菌时的温度、相对湿度、压力、时间等灭菌参数。灭菌参数应符合灭菌器的使用说明或操作手册的要求。监测不合格的灭菌物品不得发放。

2. **化学监测** 每个灭菌物品包外应使用包外化学指示物,作为灭菌过程的标志。每包内最难灭菌位置放置包内化学指示物,通过观察其颜色变化,判定其是否达到灭菌合格要求。监测不合格时,灭菌物品不得发放。

3. **生物监测** 每灭菌批次应进行生物监测。监测不合格时,应尽快召回上次生物监测合格以来所有尚未使用的灭菌物品,重新处理。

（五）过氧化氢等离子灭菌监测

1. **物理监测** 每次灭菌应连续监测并记录每个灭菌周期的临界参数,如舱内压、温度、过氧化氢的浓度、电源输入和灭菌时间等灭菌参数。灭菌参数应符合灭菌器的使用说明或操作手册的要求。监测不合格的灭菌物品不得发放。

2. **化学监测** 每个灭菌物品包外应使用化学指示物,作为灭菌过程的标志;每包内最难灭菌位置放置包内化学指示物,通过观察其颜色变化,判定其是否达到灭菌合格要求。监测不合格时,灭菌物品不得发放。

3. **生物监测** 应每天至少进行一次灭菌循环的生物监测,监测方法应符合国家的有关规定。监测不合格时,应尽快召回上次生物监测合格以来所有尚未使用的灭菌物品,重新处理。

（六）低温甲醛蒸汽灭菌监测

1. **物理监测** 每灭菌批次应进行物理监测。详细记录灭菌过程的参数,包括灭菌温度、湿度、气体甲醛作用浓度与时间。灭菌参数应符合灭菌器的使用说明或操作手册。监测不合格的灭菌物品不得发放。

2. **化学监测** 每个灭菌物品包外应使用包外化学指示物,作为灭菌过程的标志;每包内在最难灭菌位置放置包内化学指示物,通过观察其颜色变化,判定其是否达到灭菌合格要求。监测不合格时,灭菌物品不得发放。

3. 生物监测　应每周监测一次,监测方法应符合国家的有关规定。监测不合格时,应尽快召回上次生物监测合格以来所有尚未使用的灭菌物品,重新处理。

(七)紫外线消毒效果监测

1. 物理监测　利用紫外线照度计直接读出其辐照度值。

2. 化学监测　用紫外线专用化学指示卡检测灯管的辐照强度范围。

3. 生物监测　必要时进行空气以及物体表面消毒效果监测。

(八)内镜消毒灭菌效果监测

1. 消毒内镜　每季度进行生物监测。

2. 灭菌内镜　每月进行生物监测。

3. 活检钳等　每月进行生物监测。

三、环境卫生学监测

1. 日常状态下无需对环境进行广泛的监测,特殊情况下,特别是当医院感染暴发流行并怀疑与环境等因素有关时,可通过微生物监测及时发现传染源及传播途径。

2. 环境卫生学监测　包括对空气、物体表面、医务人员手等相关因子的监测。

第二节　医院感染预防与控制

一、医院消毒与灭菌

(一)医院消毒、灭菌的基本原则

1. 基本要求

(1)重复使用的诊疗器械、器具和物品,使用后先清洗,再消毒或灭菌。

(2)被朊病毒、气性坏疽及突发原因不明的传染病病原体污染的诊疗器械、器具和物品的消毒,应遵循本规范1.6的要求。

(3)耐热、耐湿的手术器械,首选压力蒸汽灭菌。

(4)环境与物体表面,一般情况下以清洁为主,必要时消毒;当受到病人的血液、体液等污染时,先去除污染物,再清洁与消毒。

2. 选择消毒、灭菌方法的原则

(1)使用经卫生行政部门批准或符合卫生行政部门要求的消毒产品,并按照批准使用的范围和方法在医疗机构消毒工作中使用。

(2)根据物品污染后导致感染的风险高低选择消毒、灭菌的方法。

① 高度危险性物品:应采用灭菌方法处理。

② 中度危险性物品:应采用达到高水平消毒以上效果的消毒方法。

③ 低度危险性物品:宜采用低水平消毒方法,或作清洁处理;遇有病原微生物污染时,应针对所污染病原微生物的种类选择有效的消毒方法。

3. 根据物品上污染微生物的种类、数量和感染风险选择消毒、灭菌的方法。

(1)对受到致病性芽胞菌、真菌孢子、分枝杆菌和经血传播病原体(乙型肝炎病毒、丙型肝炎病毒、艾滋病病毒等)污染的物品,应采用达到高水平消毒或灭菌的相应方法。

(2)对受到真菌、亲水病毒、螺旋体、支原体、衣原体等病原微生物污染的物品,应选用中水平以上的消毒方法。

(3)对受到一般细菌和亲脂病毒等污染的物品,采用达到中水平或低水平消毒效果的方法。

(4)杀灭被有机物保护的微生物时,应加大消毒剂的使用剂量和(或)延长消毒作用时间。

(5)消毒物品上微生物污染特别严重时,应加大消毒剂的使用剂量和(或)延长消毒作用时间。

4. 根据消毒物品的性质选择消毒方法

(1) 耐热、耐湿的诊疗器械、器具和物品,应采用压力蒸汽灭菌;耐热的玻璃器材、油剂类和干粉类等应采用干热灭菌。

(2) 不耐热、不耐湿以及贵重物品,宜采用低温灭菌,如环氧乙烷、过氧化氢等离子体或低温蒸汽甲醛气体灭菌。

(3) 器械的浸泡灭菌,应选择对金属基本无腐蚀性的灭菌剂。

(4) 物体表面消毒,应考虑表面性质。光滑表面宜选择液体消毒剂擦拭;多孔材料表面宜采用浸泡或喷雾消毒法。

(二) 医院消毒灭菌方法

1. 压力蒸汽灭菌　压力蒸汽灭菌器根据排放冷空气的方式和程度不同,分为下排气压力蒸汽灭菌器和预真空压力蒸汽灭菌器两类。下排气压力蒸汽灭菌器又包括手提式压力蒸汽灭菌器和卧式压力蒸汽灭菌器。

(1) 下排气压力蒸汽灭菌

【作用原理】利用重力置换原理,使热蒸汽在灭菌器中从上而下,将冷空气由下排气孔排出,排出的冷空气由饱和蒸汽取代,利用蒸汽释放的潜热使物品加热,破坏微生物的蛋白质、核酸、细胞壁和细胞膜,从而导致其死亡而达到灭菌效果。

【适用范围】适用于耐热、耐湿诊疗器械、器具和物品以及液体的灭菌。不适用于油类和粉剂的灭菌。

【灭菌方法】压力蒸汽灭菌程序一般包括前排气、灭菌、后排气和干燥等过程,具体操作方法应遵循生产厂家的使用说明或指导手册。灭菌器的灭菌参数一般为温度 121 ℃,压力 102.9 kPa,器械灭菌时间 20 min,敷料灭菌时间 30 min。

(2) 预真空压力蒸汽灭菌

【作用原理】利用机械排气的方法,使灭菌柜室内形成负压,蒸汽迅速穿透物品内部释放潜热使物品加热,破坏微生物的蛋白质、核酸、细胞壁和细胞膜,达到灭菌。蒸汽压力达 205.8 kPa

（2.1 kg/cm²），温度达 132 ℃或以上，开始灭菌，到达灭菌时间后，抽真空使灭菌物品迅速干燥。根据一次性或多次抽真空的不同，分为预真空和脉动真空两种，后者因多次抽真空，空气排除更彻底，效果更可靠。预真空压力蒸汽灭菌整个过程约需 25 min，脉动预真空压力蒸汽灭菌整个过程需 29～36 min。

【适用范围】适用于耐热、耐湿的诊疗器械、器具和物品的灭菌。不适于油类、粉剂和液体的灭菌。

2. 快速压力蒸汽灭菌

【适用范围】适用于裸露的耐热、耐湿诊疗器械、器具和物品的灭菌。不宜作为物品的常规灭菌程序。

【灭菌方法】10 min 快速压力蒸汽灭菌器可分为：下排气和预真空压力蒸汽灭菌。其灭菌参数（如时间和温度）由灭菌器性质、灭菌物品材料性质（带孔和不带孔）、是否裸露而定，具体操作方法遵循生产厂家的使用说明或指导手册。

3. 干热灭菌

【作用原理】干热灭菌是由热源通过空气传导、辐射对物体加热，破坏微生物的蛋白质、核酸、细胞壁和细胞膜，从而导致微生物死亡。

【适用范围】适用于耐热、不耐湿、蒸汽或气体不能穿透物品的灭菌，如玻璃、金属和锐利器械等医疗用品，油脂、粉剂等制品的灭菌。

【灭菌方法】用干热灭菌器进行灭菌，灭菌参数一般为：160 ℃，120 min；170 ℃，60 min；180 ℃，30 min。

4. 环氧乙烷气体灭菌 环氧乙烷又名氧化乙烯，在低温下为无色液体，具有芳香醚味，沸点为 10.8 ℃，嗅阈值为 760～1 064 mg/m³，密度为 1.52；环氧乙烷易燃易爆，其最低燃烧浓度为 3%。环氧乙烷气体穿透力强、杀菌力强、杀菌谱广，可杀灭各种微生物包括细菌芽孢，属灭菌剂。

【作用原理】环氧乙烷能与微生物的蛋白质、DNA 和 RNA 发生非特异性烷基化作用,从而导致微生物死亡。

【适用范围】适用于不耐热、不耐湿的诊疗器械、器具和物品的灭菌,如电子仪器、光学仪器、纸质制品、棉纤和化纤制品、塑料制品、木制品、陶瓷及金属制品等诊疗用品。不适用于食品、液体、油脂类、滑石粉等的灭菌。

5. 过氧化氢低温等离子体灭菌

【作用原理】过氧化氢低温等离子体灭菌主要依靠过氧化氢的氧化能力作用于微生物蛋白质和核酸物质致微生物死亡。等离子体化过程中产生的热量也是保证灭菌效果的重要因素。等离子体的作用主要为加速过氧化氢的分解,避免过氧化氢对医疗器械的损坏。

【适用范围】适用于不耐热、不耐湿的诊疗器械的灭菌,如电子仪器、光学仪器等诊疗器械的灭菌。不适用于布类、纸类、油类、水、粉剂等材质的灭菌。

6. 低温蒸汽甲醛灭菌　甲醛是一种灭菌剂,对所有的微生物都有杀灭作用,包括细菌繁殖体、芽孢、真菌和病毒。甲醛气体灭菌效果可靠,使用方便,对消毒、灭菌物品无损害。

【作用原理】低温甲醛蒸汽灭菌主要依靠甲醛阻止细菌核蛋白的合成,抑制细胞分裂,与半胱氨酸反应阻止甲硫氨酸的合成,与蛋白质发生非特异性烷基化作用,导致微生物死亡。

【适用范围】适用于不耐热诊疗器械、器具和物品的灭菌,如电子仪器、光学仪器、管腔器械、金属器械、玻璃器皿、合成材料物品等。

7. 紫外线消毒

【作用原理】紫外线通过抑制DNA的复制而达到消毒作用。杀菌作用最强的波长是250～270 nm,消毒用的紫外线光源应是能够产生辐照值达到国家标准的杀菌紫外线灯。

【适用范围】适用于室内空气的消毒。

8. 臭氧

【作用原理】臭氧是一种广谱杀菌剂,可杀灭细菌繁殖体和芽孢、病毒、真菌等,并可破坏肉毒杆菌毒素。臭氧在常温下为强氧化性气体,其密度为1.68。臭氧在水中的溶解度较低(3%)。臭氧稳定性极差,常温下可自行分解为氧,不能瓶装储备,应现场生产,立即使用。

【适用范围】适用于无人状态下病房等场所的空气消毒和物体表面的消毒。

9. 醛类

(1) 戊二醛:戊二醛属灭菌剂,具有广谱、高效杀菌作用。有对金属腐蚀性小,受有机物影响小等特点。常用灭菌浓度为2%。

【作用原理】戊二醛(glutaralde hyde,GTA)是一种饱和五碳二醛,分子式为 $C_5H_8O_2$,相对分子质量为100.12。主要通过两个活泼的醛基烷基化,直接或间接与细胞蛋白质及酶作用,或与肽聚糖(黏肽)相互作用而导致微生物死亡。在酸性水溶液中,戊二醛单体水解成三种水化物和一种类乙缩醛聚合体,保持相对稳定,但戊二醛单体较少,生物活性较低。随着pH值的升高,聚合反应速度加快,稳定性降低。当pH值在7.5~8.5时,杀菌活性最强;在pH值大于9.0之后聚合作用较快且不可逆,活性逐渐减弱或消失。

【适用范围】适用于不耐热诊疗器械、器具与物品的浸泡消毒与灭菌。

【使用方法】

① 诊疗器械、器具与物品的浸泡消毒:将洗净待消毒的诊疗器械、器具与物品放入2.0%的戊二醛消毒液中浸泡,完全浸没,消毒容器加盖,作用20 min。无菌方式取出,无菌蒸馏水反复冲洗干净,再用无菌纱布等擦干后使用。

② 诊疗器械、器具与物品的浸泡灭菌:将洗净待灭菌的诊疗器械、器具与物品放入含量为2.0%的戊二醛消毒液浸泡,完全浸

没,灭菌容器加盖,作用 10 h。以无菌方式取出,无菌蒸馏水反复冲洗干净,再用无菌纱布等擦干后使用。

③ 内镜的消毒与灭菌处理应遵循国家有关要求。

【注意事项】

① 诊疗器械、器具与物品在消毒前应彻底清洗、干燥。新启用的诊疗器械、器具与物品先除去油污及保护膜,再用清洁剂清洗去除油脂,干燥后及时消毒或灭菌处理。

② 戊二醛对人有毒性,应在通风良好的环境中使用。对皮肤和黏膜有刺激性,使用时应注意个人防护。不慎接触,应立即用清水连续冲洗干净,必要时就医。

③ 戊二醛不应用于物体表面的擦拭或喷雾消毒、室内空气消毒、手和皮肤黏膜消毒。

④ 强化酸性戊二醛使用前先加入 pH 调节剂(碳酸氢钠),再加防锈剂(亚硝酸钠)充分混匀。

⑤ 用于器械、器具与物品浸泡灭菌的容器,应洁净、密闭,使用前应先经灭菌处理。

⑥ 在室温条件下,加入亚硝酸钠和 pH 调节剂后的戊二醛消毒液连续使用应≤14 天,密闭存放有效期最长不应超过 4 周。使用前应按照有关要求监测浓度。

⑦ 产品应密封,避光,置于阴凉、干燥、通风的库房中保存。

(2) 邻苯二甲醛

【作用原理】邻苯二甲醛(ort hopht halalde hyde,OPA)的分子式为 $C_8H_6O_2$,相对分子质量为 134.14。杀菌活性基础是其与氨基酸和蛋白质的交联作用。OPA 与细菌菌体细胞壁/膜作用后形成牢固的交联结合,形成一道屏障,造成菌体内外物质交换功能障碍,以致细菌正常生理功能不能进行,从而促进细胞死亡。OPA 具有良好的脂溶性,易穿透脂质较多的结核杆菌以及革兰阴性菌细胞膜,作用于菌体内部的靶位点引起细胞迅速死亡,因此对该类微生物的杀灭作用强于戊二醛。OPA 还可通过与芽孢外壳上的氨基酸发生交联,对芽孢发芽过程造成不可逆转的破坏而导致芽孢死亡。对分枝杆菌杀灭速度较快(5～12 min);直接使用;对眼、鼻有刺激;有较好的材料兼容性。但染色皮肤、衣服和环境表面;价格贵;杀灭芽孢作用较慢。

【适用范围】适用于不耐热诊疗器械、器具与物品的浸泡消毒。

【使用方法】

① 将洗净待消毒的诊疗器械、器具与物品完全淹没于含量为 0.55%(w/v)、pH 为 7.0～8.0 的邻苯二甲醛消毒液中浸泡,消毒容器加盖,作用 5 min 以上。

② 消毒后的诊疗器械、器具与物品,在使用前应用无菌水充分冲洗。

【注意事项】

① 诊疗器械、器具与物品消毒前应彻底清洗、干燥。新启用的诊疗器械、器具与物品先除去油污及保护膜,再用清洁剂清洗去除油脂,干燥后及时消毒处理。

② 使用时应注意通风。直接接触到本品会引起眼睛、皮肤,以及消化道、呼吸道黏膜损伤。接触皮肤、黏膜会导致着色,处理时应谨慎,戴手套;当溅入眼内时应及时用水冲洗,必要时就诊。

③ 配置使用应采用专用塑料容器。

④ 消毒液连续使用应≤14 天,使用前应按照有关要求监测浓度。

⑤ 应限制直接向污水中排放,可使用甘氨酸中和本品。

⑥ 产品应密封、避光,置于阴凉、干燥、通风的库房中保存。

10. 过氧化物类

(1) 过氧乙酸

【作用原理】过氧乙酸分子式为 $C_2H_4O_3$,为无色透明、弱酸性液体。主要依靠其强大的氧化能力杀灭微生物,为灭菌剂。具有广谱、高效、低毒、对金属及织物有腐蚀性,受有机物影响大,稳定性差等特点。0.1%(1 000 mg/L)的过氧乙酸 1～10 min 可杀灭细菌繁殖体,0.5%(5 000 mg/L)的过氧乙酸 5 min 可杀灭结核杆菌和真菌,30 min 可杀灭枯草杆菌芽孢。过氧乙酸原液浓度为 16%～20%(w/v)。

【适用范围】适用于耐腐蚀物品、环境、室内空气等的消毒。

【使用方法】

① 消毒液配制:对二元包装的过氧乙酸,使用前按产品使用说明书要求将 A 液、B 液混合。根据有效成分含量按容量稀释公式 $C_1 \times V_1 = C_2 \times V_2$,$C_1$ 为过氧乙酸原液的浓度,C_2 和 V_2 为配制过氧乙酸使用液的浓度和毫升数,用灭菌蒸馏水将过氧乙酸稀释成所需浓度。计算方法及配制步骤为:

a. 计算所需过氧乙酸原液的毫升数(V_1),$V_1 = (C_2 \times V_2)/C_1$。

b. 计算所需灭菌蒸馏水的毫升数(X),$X = V_2 - V_1$。

c. 取过氧乙酸原液 V_1,加入灭菌蒸馏水 X,混匀。

② 消毒方法:常用消毒方法有浸泡、擦拭、喷洒和熏蒸等。

a. 浸泡法:将洗净待消毒的物品浸没于装有过氧乙酸的容器中,加盖。对一般污染物品的消毒,用 0.05%(500 mg/L)过氧乙酸溶液浸泡 10～30 min。对细菌芽孢污染物品采用 1%(10 000 mg/L)过氧乙酸消毒浸泡 5 min,灭菌浸泡 30 min;用无菌方法取出,无菌蒸馏水冲洗干净、无菌巾擦干后使用。

b. 擦拭法:大件物品或其他不能用浸泡法消毒的物品用擦拭法消毒。消毒使用的浓度和作用时间同浸泡法。

c. 喷洒法:用于环境消毒时,用 0.2%～0.4%(2 000～4 000 mg/L)过氧乙酸溶液喷洒,作用 30～60 min。

d. 熏蒸法:将过氧乙酸稀释成 0.5%～1.0%(5 000～10 000 mg/L)水溶液,加热蒸发,相对湿度 60%～80%、室温熏蒸 2 h,过氧乙酸用量按 1 g/m³ 计算。

【注意事项】

① 过氧乙酸不稳定,应储存于通风阴凉处,远离可燃物质。用前应测定有效含量,原液浓度低于 12%时不应使用。

② 稀释液应现用现配，使用时限 24 h。

③ 过氧乙酸对多种金属和织物有很强的腐蚀和漂白作用。金属制品与织物经浸泡消毒后，即时用清水冲洗干净。

④ 接触过氧乙酸时，应采取防护措施；不慎溅入眼中或皮肤上，应立即用大量清水冲洗。

⑤ 空气熏蒸消毒时，室内不应有人。

（2）过氧化氢

【作用原理】过氧化氢分子式为 H_2O_2，为无色透明液体，无异味。过氧化氢主要依靠其强氧化性及其氧化性产物，破坏细胞通透性屏障，其分解产物可直接与微生物蛋白质和核酸发生反应，达到杀菌作用，为灭菌剂。具有广谱、高效、速效、无毒、对金属及织物有腐蚀性，受有机物影响很大，纯品稳定性好，稀释液不稳定等特点。

【适用范围】适用于外科伤口、皮肤、黏膜冲洗消毒，以及室内空气的消毒。

【使用方法】

① 采用 3‰（30 g/L）过氧化氢冲洗、擦拭伤口、皮肤、黏膜，作用 2 min。

② 擦拭法：大件物品用 3‰ 过氧化氢溶液擦拭消毒，作用 30 min。

③ 室内空气消毒：使用气溶胶喷雾器，采用 3‰ 过氧化氢溶液按照 20 ml/m³ 的用量喷雾消毒，作用 20～30 min。

【注意事项】

① 过氧化氢应避光、避热，室温下储存，用前应测定有效含量。

② 过氧化氢对金属有腐蚀性，对织物有漂白作用。

③ 稀释液不稳定，临用前配制。配制溶液时，忌与还原剂、碱、碘化物、高锰酸钾等强氧化剂相混合。

④ 喷雾时应采取防护措施；谨防溅入眼内或皮肤、黏膜上，一

旦溅上,即时用清水冲洗。

(3) 二氧化氯

【作用原理】二氧化氯的分子式为 ClO_2,性质极不稳定,属高效消毒剂。主要依靠其强氧化能力分解微生物细胞赖以生存的酶,抑制蛋白质合成,导致微生物死亡。二氧化氯活化液和稀释液不稳定。100～250 mg/L 二氧化氯溶液 30 min 可杀灭细菌繁殖体;500 mg/L 二氧化氯 30 min 可杀灭肝炎病毒、结核杆菌和真菌,1 000 mg/L 二氧化氯 30 min 可杀灭枯草杆菌芽孢。

【适用范围】适用于环境、物体表面及空气的消毒。

【使用方法】

① 消毒液配制:二元包装消毒液,使用前需在二氧化氯稳定液中加入活化剂;粉剂及片剂,应加入蒸馏水溶解,放置一定时间。根据有效含量按稀释定律,用蒸馏水将二氧化氯稀释成所需浓度。具体计算方法及配制步骤按 1.2.10.1.a 进行。

② 消毒方法:常用消毒方法有浸泡、喷洒等方法。

a. 浸泡法:将洗净待消毒物品浸没于装有二氧化氯溶液的容器中,加盖。对细菌繁殖体污染物品的消毒,用 100～250 mg/L 二氧化氯溶液浸泡 30 min;对肝炎病毒和结核分枝杆菌污染物品的消毒,用 500 mg/L 二氧化氯浸泡 30 min;对细菌芽孢污染物品的消毒,用 1 000 mg/L 二氧化氯浸泡 30 min。

b. 喷洒法:对细菌繁殖体污染的表面,用 500 mg/L 二氧化氯均匀喷洒,作用 30 min;对肝炎病毒和结核杆菌污染的表面,用 1 000 mg/L二氧化氯均匀喷洒,作用 60 min。

【注意事项】

① 置于干燥、通风处保存。

② 稀释液应现配现用,使用时限为 24 h。配制溶液时,忌与碱或有机物相混合。

③ 二氧化氯对碳钢、铝有中度腐蚀性,对铜、不锈钢有轻度腐蚀性。金属制品经二氧化氯消毒后,应迅速用清水冲洗干净并

沥干。

11. 含氯消毒剂

【作用原理】含氯消毒剂是指在水中能产生具有杀菌活性的次氯酸的消毒剂,可分为无机化合物和有机化合物类。前者以次氯酸盐类为主,作用较快,但不稳定;后者以氯胺类为主,性质稳定,但作用较慢。无机含氯消毒剂有漂白粉、液氯、漂白粉精、次氯酸钠、氯化磷酸三钠等;有机含氯消毒剂有二氯异氰尿酸钠、三氯异氰尿酸及其他氯胺类消毒剂。含氯消毒剂杀菌谱广、能有效杀灭细菌、病毒、真菌、阿米巴包囊和藻类等多种微生物和原虫,作用快速。但有很强的刺激性气味,对金属有腐蚀性,对织物有漂白作用,受有机物影响很大,水溶液稳定性差,对环境有污染。

【适用范围】适用于环境、物体表面、物品、分泌物、排泄物等消毒。

【使用方法】

① 消毒液配制:根据产品有效氯含量,按稀释定律,用蒸馏水稀释成所需浓度。具体计算方法及配制步骤按 1.2.10.1.3.1 进行。

② 消毒方法:常用的消毒方法有浸泡、擦拭、喷洒与干粉消毒等方法。

a. 浸泡法:将洗净待消毒的物品浸没于装有含氯消毒剂溶液的容器中,加盖。对细菌繁殖体污染物品的消毒,用 500 mg/L 的消毒液浸泡 10 min 以上,对经血液传播病原体、分枝杆菌、细菌芽孢和污染物品的消毒,用含有效氯 2 000～5 000 mg/L 消毒液,浸泡 30 min 以上。

b. 擦拭法:大件物品或其他不能使用浸泡消毒的物品用擦拭消毒,消毒所用的浓度和作用时间同浸泡法。

c. 喷洒法:对一般污染的物品表面,用 1 000 mg/L 的消毒液均匀喷洒,作用 30 min 以上;对经血液传播病原体、结核杆菌等污染表面的消毒,用含有效氯 2 000 mg/L 的消毒液均匀喷洒,作用

60 min以上。喷洒后有强烈的刺激性气味,人员应离开现场。

　　d. 干粉消毒法:对排泄物的消毒,用含氯消毒剂干粉加入排泄物中,使有效氯含量达到 10 000 mg/L,略加搅拌后,作用 2～6 h,对医院污水的消毒,用干粉按有效氯 50 mg/L 用量加入污水中,并搅拌均匀,作用 2 h 后排放。

　　【注意事项】

　　① 粉剂应于阴凉处避光、防潮、密封保存;水剂应于阴凉处避光、密闭保存。使用溶液应现配现用。

　　② 配制漂白粉等粉剂溶液时,应戴口罩、手套。

　　③ 未加防锈剂的含氯消毒剂对金属有腐蚀性,不应做金属器械的消毒。加防锈剂的含氯消毒剂对金属器械消毒后,应用无菌蒸馏水冲洗干净,干燥后使用。

　　④ 对织物有腐蚀和漂白作用,不应用于有色织物的消毒。

　　12. 醇类消毒剂

　　【作用原理】醇类能够吸收细菌蛋白的水分,使其脱水变性凝固,从而达到杀灭细菌的目的。常用剂型有乙醇与异丙醇。乙醇属中效消毒剂,具有速效、无毒、对皮肤黏膜有刺激性、对金属无腐蚀性、受有机物影响很大、易挥发、不稳定等特点。

　　【适用范围】适用于手、皮肤、物体表面及诊疗用具的消毒。

　　【使用方法】

　　① 手消毒:使用符合国家有关规定的含醇类手消毒剂,手消毒方法遵循手卫生规范的要求。

　　② 皮肤消毒:使用 70 %～80 %(v/v)乙醇溶液擦拭皮肤,待干。

　　③ 物体表面的消毒:使用 70 %～80 %(v/v)乙醇溶液擦拭物体表面,待干。

　　④ 诊疗用具的消毒:将洗净待消毒的物品浸没于装有 70 %～80 %(v/v)的乙醇溶液中消毒 10 min 以上,加盖。

【注意事项】

① 醇类易燃,不应有明火。

② 不应用于被血、脓、粪便等有机物污染表面的消毒。

③ 用后应盖紧,密闭,置于阴凉处保存。

④ 不应用于醇类过敏者。

13. 含碘类消毒剂

(1) 碘伏

【作用原理】碘伏属中效消毒剂,其中碘起消毒作用,表面活性剂起载体与助溶作用。碘伏具有速效、低毒,对皮肤、黏膜无刺激、无黄染,对铜、铝、碳钢等二价金属有腐蚀性,受有机物影响大,稳定性好等特点。碘伏由于碘被络合能在溶液中缓慢释放,可保持较长的杀菌效果。阳离子、阴离子或非离子均可作为碘伏中的表面活性剂。常用碘伏消毒剂其有效碘含量为 5 000~10 000 mg/L。

【适用范围】适用于手、皮肤、黏膜及伤口的消毒。

【使用方法】

① 消毒液配制:冲洗黏膜时,根据有效碘含量用灭菌蒸馏水,按照稀释定律,将碘伏稀释成所需浓度。

② 擦拭法:皮肤、黏膜擦拭消毒,用浸有碘伏消毒液原液的无菌棉球或其他替代物品擦拭被消毒部位。外科手消毒用碘伏消毒液原液擦拭揉搓作用至少 3 min。手术部位的皮肤消毒,用碘伏消毒液原液局部擦拭 2 遍,作用至少 2 min;注射部位的皮肤消毒,用碘伏消毒液原液局部擦拭 2 遍,作用时间遵循产品的使用说明;口腔黏膜及创面消毒,用含有效碘 500~1 000 mg/L 的消毒液擦拭,作用 3~5 min。

③ 冲洗法:对阴道黏膜及创面的消毒,用含有效碘 250~500 mg/L 的消毒液冲洗 3~5 min。

【注意事项】

① 应置于阴凉处避光、防潮、密封保存。

② 含乙醇的碘伏消毒液不应用于黏膜和伤口的消毒。

(2)碘酊:碘酊是指含 1.8%～2.2%(g/ml)碘及 70%(v/v)乙醇的溶液。

【适用范围】适用于注射及手术部位皮肤的消毒。

【使用方法】使用碘酊原液直接涂擦注射及手术部位皮肤,待稍干后再用 70%～80%(v/v)乙醇脱碘。

【注意事项】

① 不应用于破损皮肤、眼及口腔黏膜的消毒。

② 不应用于碘酊过敏者;过敏体质者慎用。

③ 应置于遮光、密封、阴凉处保存。

14. 胍类消毒剂

【作用原理】包括醋酸氯己定和葡萄糖酸氯己定和聚六亚甲基胍等。属低效消毒剂,具有速效杀菌作用,对皮肤黏膜无刺激性、对金属和织物无腐蚀性,受有机物影响轻微,稳定性好等特点。通过破坏细胞膜、抑制细菌代谢酶系统和使细胞浆凝聚等机制杀灭细菌。

【适用范围】适用于手、皮肤、黏膜的消毒。

【使用方法】根据有效含量用灭菌蒸馏水将氯己定稀释成所需浓度。

【消毒方法】

① 擦拭法:手术部位及注射部位的皮肤消毒,用 5 000 mg/L 醋酸氯己定-乙醇(70% v/v)溶液或用 20 000 mg/L 葡萄糖酸氯己定-乙醇(70% v/v)局部擦拭 2 遍,作用 2 min;对伤口创面消毒,用 5 000 mg/L 醋酸氯己定水溶液擦拭创面 2～3 遍,作用 2 min。外科洗手用相同浓度和作用时间。

② 冲洗法:对阴道或伤口创面的消毒,用 500～1 000 mg/L 醋酸氯己定水溶液冲洗,至冲洗液变清为止。

【注意事项】不应与肥皂、洗衣粉等阴性离子表面活性剂混合使用或前后使用。

15. 季铵盐类消毒剂

【作用原理】季铵盐类化合物是阳离子表面活性剂,可改变细菌胞浆膜的通透性,使菌体物质外渗,阻碍其代谢而使细菌死亡。季铵盐类消毒剂在低浓度下有抑菌作用,较高浓度时可杀灭大多数种类的细菌繁殖体与部分病毒。包括单链季铵盐和双长链季铵盐两类。前者只能杀灭某些细菌繁殖体和亲脂病毒,属低效消毒剂,如新洁尔灭;后者可杀灭多种微生物,包括细菌繁殖体,某些真菌和病毒。季铵盐类可与乙醇或异丙醇配成复方制剂,其杀菌效果明显增加。季铵盐类消毒剂的特点是对皮肤黏膜无刺激,毒性小,稳定性好,对消毒物品无损害等。

【适用范围】适用于环境、物体表面、皮肤与黏膜的消毒。

【使用方法】

① 环境、物体表面消毒:一般用 1 000～2 000 mg/L 消毒液,浸泡或擦拭消毒,作用时间 15～30 min。

② 皮肤消毒:复方季铵盐消毒剂原液皮肤擦拭消毒,作用时间 3～5 min。

③ 黏膜消毒:用 500 mg/L 单链季铵盐作用 3～5 min,或用双链季铵盐 100～500 mg/L,作用 1～3 min。

【注意事项】不宜与阴离子表面活性剂如肥皂、洗衣粉等合用。

16. 酸性氧化电位水

【作用原理】酸性氧化电位水是酸性氧化电位水生成机利用有隔膜式电解槽将混有一定比例氯化钠和经软化处理的自来水电解,在阳极侧生成 pH2.0～3.0,氧化还原电位在 1 100 mV 以上,有效氯浓度为 50～70 mg/L 的消毒液。

【适用范围】适用于物体和环境表面、内镜的消毒,消毒供应中心手工清洗后不锈钢和其他非金属材质器械、器具和物品灭菌前的消毒。

【使用方法】

① 物体和环境表面的消毒:洗净待消毒物体,采用酸性氧化

电位水流动冲洗浸泡消毒,作用3~5 min;环境表面用酸性氧化电位水反复擦洗消毒5 min。

② 内镜的消毒:遵循国家内镜清洗消毒技术规范的有关要求。

③ 消毒供应中心手工清洗器械灭菌前的消毒:手工清洗后的器械、器具和物品,用酸性氧化电位水流动冲洗浸泡消毒2 min,净水冲洗30 s,取出干燥。

17. 煮沸消毒

【作用原理】利用热力杀灭微生物。

【适用范围】适用于金属、玻璃制品、餐饮具、织物或其他耐热、耐湿物品的消毒。

【使用方法】将待消毒物品完全浸没水中,加热煮沸后维持15 min以上。

【注意事项】

① 煮沸消毒用水应保持清洁,从水沸腾时开始计时。

② 消毒物品应保持清洁,可拆卸物品应充分拆开。

③ 高海拔地区,应适当延长煮沸时间。

18. 流动蒸汽消毒

【作用原理】流动蒸汽消毒法是在1个大气压下,用100 ℃左右的水蒸气进行消毒。消毒时热蒸汽遇到冷的物品时即凝结成水,同时释放大量的潜热,使消毒物品的温度迅速提高。同时当蒸汽凝结成水时体积突然缩小,产生局部负压,加速蒸汽对有孔物品的穿透。

【适用范围】适用于餐饮具和部分卫生用品等一些耐热、耐湿物品的消毒。

【使用方法】通过流动蒸汽发生器、蒸锅等,当水煮沸后产生水蒸气,蒸汽温度为100 ℃,相对湿度80%~100%时,作用时间15~30 min。

【注意事项】

① 消毒作用时间,应从水沸腾后有蒸汽冒出时算起。

② 消毒物品应清洁干燥、垂直放置,物品之间留有一定空隙。

③ 高海拔地区,应适当延长消毒时间。

19. 其他消毒灭菌方法

(1) 过滤除菌:过滤除菌是将待消毒的介质,通过致密的过滤材料,以物理阻留的原理,去除气体或液体中的微生物,但不能将微生物杀灭。主要用于空气净化。

(2) 微波消毒:微波是一种频率高、波长短、穿透性强的电磁波,一般使用的频率为 2 450 MHz,可杀灭包括芽孢在内的所有微生物。一般认为,微波的杀菌作用是因为微波所形成的高频交变电磁场可使水分子高速度运动摩擦产生热,使微生物细胞内活性物质受热变性,失活,导致微生物死亡。微波可用于奶瓶、乳胶奶嘴、餐饮具和食品的消毒。微波消毒的物品应用湿布包裹。可用于医疗机构低度危险性物品和中度危险性物品的消毒。

(3) 其他消毒灭菌方法:可采用获得卫生部卫生许可批件的除上述消毒剂、灭菌剂和消毒灭菌设备以外的其他消毒灭菌方法,对诊疗器械、器具和物品进行消毒与灭菌。

(三) 高度危险性物品的灭菌

1. 手术器械、器具和物品的灭菌

【适用范围】适用于各种手术器械、器具和物品的灭菌。

【灭菌方法】

(1) 耐热、耐湿手术器械:应首选压力蒸汽灭菌。

(2) 不耐热、不耐湿手术器械:应采用低温灭菌方法。

(3) 不耐热、耐湿手术器械:应首选低温灭菌方法,无条件的医疗机构可采用消毒剂浸泡灭菌。

(4) 外来医疗器械:医疗机构应要求器械公司提供器械清洗、包装、灭菌方法和灭菌循环参数,做好清洗、包装并遵循其灭菌方法和灭菌循环参数的要求进行灭菌。

(5) 植入物

① 医疗机构应要求器械公司提供植入物的材质、清洗、包装、灭菌方法和灭菌循环参数,做好清洗、包装并遵循其灭菌方法和灭菌循环参数的要求进行灭菌。

② 植入物灭菌应在生物监测结果合格后放行。

③ 紧急情况下植入物的灭菌,可在生物 PCD 中加用第 5 类化学指示物。第 5 类化学指示物合格可作为提前放行的标志,生物监测的结果应及时通报使用部门。

(6) 动力工具:骨动力工具分气动式和电动式,一般由钻头、锯片、主机、输气连接线、电池组成。按照使用说明的要求进行清洗、打包与灭菌。

2. 手术敷料的灭菌

手术敷料分为棉纱类敷料和布类敷料。棉纱类敷料包括各类纱布、纱垫、纱条、棉球、伤口敷料等。棉布类敷料包括各类手术铺巾、手术衣等。

【灭菌前准备】手术敷料灭菌前应存放于 18~22 ℃,相对湿度 35%~70% 的环境。棉布类敷料可采用符合 GB/T 19633 要求的棉布包装;棉纱类敷料可选用符合 GB/T 19633 要求的医用纸袋、无纺布、皱纹纸或纸塑复合包装,采用小包装或单包装。

【灭菌方法】

(1) 棉布类敷料应首选压力蒸汽灭菌。

(2) 非织造医用卫生材料,应根据材质不同选择相应的灭菌方法。

【注意事项】棉布类敷料和棉纱类敷料宜在独立房间内或分时段包装。

3. 手术缝线的灭菌

手术缝线分类:分为可吸收缝线和非吸收缝线。可吸收缝线包括普通肠线、铬肠线、人工合成可吸收缝线。非吸收缝线包括医用丝线、聚丙烯缝线、聚酯缝线、尼龙线、金属线。

【灭菌方法】根据不同材质选择相应的灭菌方法。

【注意事项】所有缝线不应再次灭菌使用。

4. 其他高度危险性物品的灭菌　应根据被灭菌物品的材质，采用适宜的灭菌方法。

（四）中度危险性物品的消毒

1. 清洁与消毒方法

（1）中度危险性物品：如口腔护理用具等耐热、耐湿物品，应首选压力蒸汽灭菌，不耐热的物品如体温计（肛表或口表）、氧气面罩、麻醉面罩应采用高水平消毒剂如含氯消毒剂或中水平消毒剂如碘伏、乙醇等消毒。

（2）通过管道间接与浅表体腔黏膜接触的器具清洁与消毒方法：氧气湿化瓶、胃肠减压器、吸引器、引流瓶等器具清洗、干燥，耐高温的管道与引流瓶首选湿热消毒，不耐高温的部分可采用含氯消毒剂浸泡。呼吸机和麻醉机的螺纹管宜采用专用清洗消毒机进行清洗与消毒。无条件的医院可采用含氯消毒剂浸泡。

2. 注意事项

（1）待消毒物品在消毒灭菌前均应充分清洗干净。

（2）管道中有血迹等有机物污染时，应采用超声波和加酶制剂浸泡清洗。清洗后的物品应在 2h 内进行消毒。

（3）使用的消毒剂应严格检测其浓度，有效期内使用，确保消毒灭菌效果。

（五）低度危险性物品的消毒

1. 诊疗用品　如血压计袖带、听诊器等，保持清洁，遇有污染应及时先清洁，后消毒。消毒采用中、低效的消毒剂消毒。

2. 病人生活卫生用品　如毛巾、面盆、痰盂（杯）、便器、餐具、茶具等，保持清洁，个人专用，定期消毒；病人出院、转院或死亡时进行终末消毒。消毒方法可采用中、低效的消毒剂消毒；便器也可使用清洗消毒器进行清洗消毒；床单位可采用床单位消毒器等进行消毒。

（六）朊病毒、气性坏疽和突发原因不明传染病的病原体污染物品和环境的消毒方法

1. 朊病毒

【消毒方法】

（1）感染朊病毒病人或疑似感染朊病毒病人宜选用一次性诊疗器械、器具和物品，使用后应进行双层密闭封装焚烧处理。

（2）可重复使用的被感染朊病毒病人或疑似感染朊病毒病人的高度危险组织污染的中度和高度危险性物品，可选以下方法之一进行消毒灭菌，且灭菌的严格程度递增。

① 将使用后的物品浸泡于 1 mol/L 氢氧化钠溶液内作用 60 min，然后进行清洗、消毒灭菌，压力蒸汽灭菌应选用 134～138 ℃，18 min，或 132 ℃，30 min，或 121 ℃，60 min。

② 将使用后的物品浸泡于 1 mol/L 氢氧化钠溶液内作用 60 min，去除可见污染物，清水漂洗，置于开口盘内，于排气压力蒸汽灭菌器内 121 ℃灭菌 60 min 或预真空压力蒸汽灭菌器 134 ℃灭菌 18 min。然后清洗，并按照一般程序灭菌。

（3）被感染朊病毒病人或疑似感染朊病毒病人高度危险组织污染的低度危险物品和一般物体表面应采用清洁剂清洗，并根据材质采用 10 000 mg/L 的含氯消毒剂或 1 mol/L 氢氧化钠溶液擦拭或浸泡消毒，至少作用 15 min，并确保所有污染表面均接触到消毒剂。

（4）被感染朊病毒病人或疑似感染朊病毒病人高度危险组织污染的环境表面应采用清洁剂清洗，并采用 10 000 mg/L 的含氯消毒剂消毒，至少作用 15 min。为防止环境和一般物体表面污染，宜采用一次性塑料薄膜覆盖操作台，操作完成后按特殊医疗废物焚烧处理。

（5）被感染朊病毒病人或疑似感染朊病毒病人低度危险组织污染的中度和高度危险物品，传播朊病毒的风险还不清楚，可参照上述措施处理。

（6）被感染朊病毒病人或疑似感染朊病毒病人低度危险组织

污染的环境表面可只采取相应常规消毒方法处理。

(7) 被感染朊病毒病人或疑似感染朊病毒病人无危险组织污染的中度和高度危险物品,采取以下措施处理。

① 清洗并按常规高水平消毒和灭菌程序处理。

② 除接触中枢神经系统的神经外科内镜,其他内镜按照《国家内镜清洗消毒技术规范》有关要求处理。

③ 采用标准消毒方法处理低度危险性物品和环境表面,可采用 500~1 000 mg/L 的含氯消毒剂或相当剂量的其他消毒剂处理。

【注意事项】

(1) 当确诊病人感染朊病毒时,应告知医院感染管理人员、手术室护士、麻醉医师、临床医师等相关人员。培训相关人员朊病毒相关医院感染、消毒处理等知识。

(2) 感染朊病毒病人或疑似感染朊病毒病人高度危险组织污染的中度和高度危险物品,使用后应立即处理,防止干燥;不宜使用快速灭菌程序;不能清洗和只能低温灭菌的物品,宜按特殊医疗废物处理;没有按正确方法消毒灭菌处理的物品应召回重新按规定处理。

(3) 使用的清洁剂、消毒剂应每次更换。

(4) 每次处理工作结束后,应立即消毒清洗器具,更换个人防护用品,进行洗手和手消毒。

2. 气性坏疽病原体

【消毒方法】

(1) 伤口的消毒:采用 3% 过氧化氢溶液冲洗,伤口周围皮肤可选择碘伏原液擦拭消毒。

(2) 诊疗器械的消毒:应先消毒,后清洗,再灭菌。消毒可采用含氯消毒剂 1 000~2 000 mg/L 浸泡消毒 30~45 min,有明显污染物时应采用含氯 5 000~10 000 mg/L 浸泡至少 60 min。然后按规定清洗,灭菌。

(3) 物体表面的消毒:手术室或换药室,每处置一例感染病人应及时进行物体表面消毒,采用3%过氧化氢、0.5%过氧乙酸或500 mg/L含氯消毒剂擦拭。

(4) 环境表面的消毒:手术室、换药室、病房环境表面有明显污染时,随时消毒,采用3%过氧化氢、0.5%过氧乙酸或1 000 mg/L含氯消毒剂擦拭。

(5)终末消毒:手术结束、病人出院、转院或死亡后应进行终末消毒。终末消毒可采用3%过氧化氢或过氧乙酸熏蒸,3%过氧化氢按照20 ml/m³气溶胶喷雾,过氧乙酸按照1 g/m³加热熏蒸,湿度70%~90%,密闭24 h;5%过氧乙酸溶液按照2.5 ml/m³气溶胶喷雾,湿度为20%~40%。

(6) 织物:病人用过的床单、被罩、衣物等单独收集,需重复使用时要专包密封,标识清晰,压力蒸汽灭菌后再清洗。

(7) 医疗废物:接触病人创口分泌物的纱布、纱垫等敷料、一次性医疗用品、切除的组织如坏死肢体等放入塑料袋内扎口后,再外套医疗废物袋,按医疗废物处理。

【注意事项】

(1) 病人宜选用一次性诊疗器械、器具和物品,使用后应进行双层密闭封装焚烧处理。

(2) 医务人员应做好职业防护,防护和隔离要求应遵循隔离技术规范的要求;接触病人时应戴一次性手套,手卫生应遵循手卫生规范的要求。

3. 破伤风感染病人使用后的手术器械、器具与物品、环境等的消毒,应遵循本书第35页气性坏疽消毒方法的要求。

4. 突发原因不明传染病的病原体　突发原因不明的传染病病原体污染的手术器械、器具与物品的处理应符合国家当时发布的规定要求。没有要求时,其消毒的原则为:在传播途径不明时,应按照多种传播途径,确定消毒的范围和物品;按病原体所属微生物类别中抵抗力最强的微生物,确定消毒的剂量(可按杀芽孢的剂量确定);医务人员应做好职业防护。

（七）皮肤与黏膜的消毒

1. 皮肤消毒

（1）穿刺部位的皮肤消毒

① 使用 70%～80%（v/v）乙醇溶液擦拭消毒，待干。

② 用浸有碘伏消毒液原液的无菌棉球或其他替代物品局部擦拭 2 遍，作用时间遵循产品的使用说明。

③ 使用碘酊原液直接涂擦皮肤表面，待稍干后再用 70%～80%乙醇（v/v）脱碘。

④ 用 5 000 mg/L 醋酸氯己定-乙醇（70% v/v）溶液或用 20 000 mg/L 葡萄糖酸氯己定-乙醇（70% v/v）局部擦拭 2 遍，作用 2 min。

⑤ 使用复方季铵盐消毒剂原液皮肤擦拭消毒，作用时间 3～5 min。

⑥ 其他：已获得卫生部卫生许可批件的皮肤消毒产品，按照产品的使用说明书进行操作。

⑦ 消毒范围：肌内、皮下及静脉注射，针灸部位，各种诊疗性穿刺等消毒方法主要是涂擦，以注射或穿刺部位为中心，由内向外缓慢旋转，逐步涂擦，共 2 次，消毒皮肤面积不小于 5 cm×5 cm。血管内留置导管及其他部位分流导管和引流处每日按要求处理后用无菌敷料封盖。

（2）手术切口部位的皮肤消毒

清洁皮肤：手术部位的皮肤应先清洁，对于器官移植手术和处于重度免疫抑制状态的病人，术前可用除菌皂液擦拭洗净全身皮肤。

【消毒方法】

① 用浸有碘伏消毒液原液的无菌棉球或其他替代物品局部擦拭 2 遍，作用至少 2 min。

② 使用碘酊原液直接涂擦皮肤表面，待稍干后再用 70%～80%乙醇（v/v）脱碘。

③ 用 5 000 mg/L 醋酸氯己定-乙醇(70％ v/v)溶液或用 20 000 mg/L 葡萄糖酸氯己定-乙醇(70％ v/v)局部擦拭 2 遍,作用 2 min。

④ 其他:已获得卫生部卫生许可批件的手术切口皮肤消毒产品,按照产品的使用说明书进行操作。

【消毒范围】应在手术野及其外 10 cm 以上部位由内向外擦拭。

(3) 病原微生物污染皮肤的消毒

【消毒方法】

① 彻底清洗。

② 消毒采用含有效碘 5 000 mg/L 的碘伏擦拭作用 3～5 min,或用乙醇、异丙醇与醋酸氯己定配制成的消毒液等擦拭消毒,作用 3～5 min。

2. 黏膜消毒

(1) 擦拭法

① 口腔黏膜及创面消毒,用含有效碘 500～1 000 mg/L 的消毒液擦拭,作用 3～5 min。

② 对伤口创面消毒,用 5 000 mg/L 醋酸氯己定水溶液擦拭创面 2～3 遍,作用 2 min。

③ 用 500 mg/L 单链季铵盐作用 3～5 min,或用双链季铵盐 100～500 mg/L,作用 1～3 min。

(2) 冲洗法

① 对阴道黏膜及创面的消毒,用含有效碘 250～500 mg/L 的消毒液冲洗 3～5 min。

② 对阴道或伤口创面的消毒,用 500～1 000 mg/L 醋酸氯己定水溶液冲洗,至冲洗液变清为止。

③ 采用 3％(30 g/L)过氧化氢冲洗伤口、口腔含漱,作用 2 min。

(3) 其他已获得卫生部卫生许可批件的黏膜消毒产品,按照产品使用说明书进行操作。

(4) 如消毒液注明不能用于孕妇,则不可用于怀孕妇女的会阴部及阴道手术消毒。

(八) 地面和物体表面消毒

1. 清洁和消毒方法

(1) 地面的清洁与消毒:地面无明显污染时,采用湿式清洁。当地面受到病原菌明显污染时,先用吸湿材料去除可见的污染物,然后再清洁和消毒。

(2) 物体表面的清洁与消毒:室内用品如桌子、椅子、凳子、床头柜等的表面无明显污染时,采用湿式清洁。当受到明显污染时,先用吸湿材料去除可见的污染物,然后再清洁和消毒。

(3) 重点部门地面和物体表面的清洁与消毒:重点部门如手术室、产房、导管室、层流洁净病房、骨髓移植病房、器官移植病房、重症监护病房、新生儿室、血液透析病房、烧伤病房、感染疾病科、口腔科、检验科、急诊等病房与部门的环境与物体表面,应保持清洁、干燥,每天进行消毒,遇明显污染随时清洁与消毒;其他部门应保持清洁、干燥,遇明显污染随时清洁与消毒。地面和物体表面消毒采用 500 mg/L 有效氯的含氯消毒液擦拭消毒,作用 30 min。物体表面消毒也可用 1 000 mg/L 季铵盐类消毒液擦拭消毒。

【注意事项】地面和物体表面应保持清洁,当遇到明显污染时,应及时进行消毒处理,所用消毒剂应符合国家相关要求。

(九) 卫生洁具的消毒

1. 手工清洗与消毒

(1) 抹布:清洗干净,采用 250 mg/L 有效氯消毒剂(或其他有效消毒剂)浸泡 30 min,冲净消毒液,干燥备用。

(2) 墩布:清洗干净,采用 500 mg/L 有效氯消毒剂浸泡 30 min,冲净消毒液,干燥备用。

2. 自动清洗与消毒

使用后的抹布、墩布等物品放入清洗机内,按照清洗器产品的使用说明进行清洗与消毒,一般程序包括水洗、洗涤剂洗、清洗、消毒、烘干。

3. 注意事项

(1) 抹布、墩布清洗消毒后应干燥保存备用。

(2) 抹布、墩布应分区使用

二、耐药菌预防与控制

多重耐药菌包括:耐甲氧西林的金黄色葡萄球菌(MRSA)、耐万古霉素的肠球菌(VRE)、产超广谱β-内酰胺酶(ESBLs)的大肠埃希菌、肺炎克雷伯菌等大多数革兰阴性菌、耐碳青霉烯类抗菌药物肠杆菌科细菌(CRE)[如产Ⅰ型新德里金属β-内酰胺酶(NDM-1)或产碳青霉烯酶(KPC)的肠杆菌科细菌];耐碳青霉烯类抗菌药物鲍曼不动杆菌(CR-AB)、多重耐药/泛耐药铜绿假单胞菌(MDR/PDR-PA)、多重耐药结核分枝杆菌等。

(一) 多重耐药菌感染的预防

1. 加强医务人员手卫生　严格执行《医务人员手卫生规范》(WS/T313-2009)。在ICU、手术室、新生儿室等多重耐药菌医院感染重点部门,应当配备充足的洗手池、皂液和速干手消毒剂,提高医务人员手卫生依从性。医务人员在直接接触患者前后、进行无菌技术和侵入性操作前,接触患者使用的物品或处理其分泌物、排泄物后,必须洗手或用速干手消毒剂进行手消毒。

2. 严格实施隔离措施　应当对所有患者实施标准预防措施。医务人员实施冲洗伤口、经口鼻吸痰、气管插管等有分泌物喷溅的诊疗护理操作时,应当戴口罩;有可能接触多重耐药菌感染患者或定植患者的伤口、溃烂面、黏膜、血液和体液、引流液、分泌物、痰液、粪便时,应当戴手套,必要时穿隔离衣,完成诊疗护理操作后,必须及时脱去手套和隔离衣。

对确定或高度疑似多重耐药菌感染患者或定植患者,应当在标准预防的基础上,实施接触隔离措施,预防多重耐药菌传播。

(1) 尽量选择单间隔离,也可以将同类多重耐药菌感染患者或定植患者安置在同一房间。不宜将多重耐药菌感染或者定植患者与气管插管、深静脉置管、有开放伤口或者免疫功能低下患者安置在同一房间。患者转诊之前应当通知接诊的科室,采取相应隔离措施。

(2) 相关医疗器械、器具及物品如听诊器、血压计、体温表、输液架等应当专人专用,轮椅、担架、床旁心电图机等不能专人专用的医疗器械、器具及物品应当在每次使用后擦拭消毒。

(3) 实施床边隔离时,应先对其他患者实施诊疗护理操作,确定或高度疑似多重耐药菌感染患者或定植患者安排在最后进行。

3. 遵守无菌操作规程 医务人员应当严格遵守无菌技术操作规程,特别是在实施各种侵入性操作(静脉置管、气管切开、气管插管、留置尿管、放置引流管等)时,应当严格执行无菌操作和标准操作规程,避免污染,有效预防导管相关的血流感染、呼吸机相关性肺炎、导管相关性尿路感染、手术部位感染等常见医院感染。

4. 加强清洁消毒工作 加强对多重耐药菌感染患者或定植患者诊疗环境的清洁、消毒工作,特别要做好重点部门(ICU、手术室、新生儿室等)物体表面的清洁、消毒。应当使用专用的清洁工具进行清洁和消毒,对医务人员和患者频繁接触的物体表面(生命监护仪、微量输液泵、呼吸机等医疗器械的面板或旋钮表面、听诊器、计算机键盘和鼠标、电话机、患者床栏杆和床头桌、门把手、水龙头开关等),采用适宜的医用消毒剂擦拭消毒。如被患者血液、体液污染时应当立即消毒。出现多重耐药菌感染暴发或者疑似暴发时,应当增加清洁、消毒频次。

(二)合理使用抗菌药物

认真落实抗菌药物合理使用的有关规定,严格执行抗菌药物临床应用的基本原则,正确、合理地实施抗菌药物给药方案,根据临床微生物检测结果,合理选择抗菌药物,避免抗菌药物使用不当导致细菌耐药的发生。严格执行围术期抗菌药物预防性应用的相关规定。

建立和完善临床抗菌药物处方审核制度,定期为临床医师提供关于抗菌药物敏感性总结报告和趋势分析的最新情况,提高抗菌药物处方水平。加强感染病专家和临床药师会诊干预,正确指导临床合理使用抗菌药物。

(三) 建立和完善对多重耐药菌的监测

加强对耐甲氧西林的金黄色葡萄球菌(MRSA)、耐万古霉素的肠球菌(VRE)、产超广谱 β-内酰胺酶(ESBLs)的大肠埃希菌、肺炎克雷伯菌等大多数革兰阴性菌、耐碳青霉烯类抗菌药物肠杆菌科细菌(CRE)[如产Ⅰ型新德里金属 β-内酰胺酶(NDM-1)或产碳青霉烯酶(KPC)的肠杆菌科细菌];耐碳青霉烯类抗菌药物鲍曼不动杆菌(CR-AB)、多重耐药/泛耐药铜绿假单胞菌(MDR/PDR-PA)、多重耐药结核分枝杆菌等常见多重耐药菌的目标性监测,逐步建立和完善主动筛查制度,对多重耐药菌感染患者或定植高危患者(包括长期收治 ICU 的患者,或接受过广谱抗菌药物治疗或抗菌药物治疗效果不佳的患者,留置各种管道如静脉导管、气管插管、留置导尿管、引流管的患者以及合并慢性基础疾病的患者)要进行定期监测和主动筛查,及时发现、早期诊断多重耐药菌感染患者和定植患者。对于确诊或高度疑似多重耐药菌感染并使用限制性或特殊类抗菌药物的患者,微生物标本送检率应达到 80% 以上。

临床微生物室发现多重耐药菌感染患者和定植患者后,要尽快反馈相关临床科室,指导采取有效治疗和感染控制措施。患者隔离期间需要定期监测多重耐药菌感染情况,直至连续 3 次(每次间隔应大于 24 h)多重耐药菌培养阴性或感染已经痊愈方可解除隔离。

三、医务人员职业卫生安全防护

(一) 标准预防

1. 标准预防定义　认定病人的血液、体液、分泌物、排泄物均具有传染性,须进行隔离,接触上述物质者,必须采取防护措施。

2. 标准预防的基本特点　既要防止血源性疾病的传播,又要防止非血源性的传播,既要防止疾病从病人传至医务人员,又要防止疾病从医务人员传至病人;根据疾病的主要传播途径,采取相应的隔离措施,包括接触隔离、空气隔离和微粒隔离。

3. 标准预防的内容

(1) 操作过程中尽可能应用非接触技术,接触血液、体液、分泌物、排泄物、黏膜和污染物品时戴手套,衣服或脸部可能被污染时应穿隔离衣、戴口罩和眼罩。

(2) 接触感染物品后立即洗手,脱手套后立即洗手。

(3) 处理所有尖锐物品时,注意安全操作防针刺伤。

(4) 及时清洁和消毒感染物品的溅出物;环境被血液或其他体液污染后用 2 000 mg/L 含氯消毒剂消毒。

(5) 被感染性物质污染后的病人器械、用品、被服应进行适当处置如焚烧或高压灭菌。

4. 在标准预防的基础上,医院应根据疾病的传播途径(接触传播、飞沫传播、空气传播和其他途径的传播),结合本院的实际情况,制定相应的隔离与预防措施。

5. 传染病患者或可疑传染病患者应安置在单人隔离房间。隔离房间应有隔离标志,并限制人员的出入。受条件限制的医院,同种病原体感染的患者可安置于一室。

6. 与经接触传播疾病(如肠道感染、多重耐药菌感染、皮肤感染)的患者接触,在标准预防的基础上,还应采用接触传播的隔离与预防。

(二) 经呼吸道传播疾病的预防

经呼吸道传播的疾病主要有严重急性呼吸综合征(severe acute respiratory syndromes, SARS)、禽流感、肺结核、流感、流脑、百日咳、流腮、麻疹、风疹等,遵循早发现、早诊断、早隔离、早治疗的原则,主要采取以下预防措施:

1. 单间隔离,无条件时采取同病种收治。

2. 选择通风条件良好的病房为隔离病房,无条件时采用机械通风或空气消毒。

3. 医务人员在进行诊疗护理时,严格执行标准预防措施,特别强调口罩的选择和正确使用。在患者病情允许下,应要求患者佩戴口罩。

4. 找出经飞沫传播的疾病(如 SARS、甲流)患者,佩戴外科口罩;找出经空气传播的疾病(如结核)患者,佩戴医用防护口罩。

5. 接触呼吸道分泌物后,以及不同部位操作治疗、护理前后均应进行洗手或手部的消毒,必要时戴手套进行操作,洗手采用非接触式的洗手装置。

(三) 经血源传播疾病的预防

常见的经血液、体液传播的疾病有艾滋病、乙肝、丙肝、丁肝、EB病毒感染等。

对血液或体液采用普遍预防性措施:

1. 当皮肤直接接触血源、血制品、体液时应戴手套。

2. 当存在血液、体液飞溅可能时应戴防护眼罩和口罩或面罩,穿隔离衣。

3. 严格执行《医务人员手卫生规范》。

4. 正确处理锐器。

5. 禁止在可能存在血液暴露的工作场所饮食、吸烟和化妆。

6. 个人防护设施在离开工作场所时应立即除去,感染物放在特定的区域进行清洁去污,被污染的衣物也要标明,以引起洗衣者的注意。

7. 暴露后的处理

(1) 若遇到意外,包括利器伤,应立即处理,使用流动水冲洗伤口,碘伏等消毒剂消毒。

(2) 血液样品或废污水溅入眼内立即用生理盐水冲洗。

(3) 向医院相关部门报告(院感科或预防保健科)并进行血清

学病毒抗体或抗原检测的实时追踪,记录。

(4)暴露源为乙肝病毒,如具有乙肝免疫力(自身抗体阳性)可不予处理;如自身抗体阴性应注射单次剂量的高效价乙肝免疫球蛋白进行乙肝疫苗的主动免疫。

(5)暴露源为丙肝病毒,尚无疫苗预防,一般不作预防用药。

(6)暴露源为HIV,经专家评估后进行抗HIV病毒的预防性治疗一个月,并在暴露后4周、8周、12周、24周进行抗体检测。

(四)经消化道传播疾病的预防

经消化道传播的疾病包括甲肝、戊肝、霍乱、菌痢、伤寒及幽门螺杆菌、轮状病毒感染等。

1. 洗手是消化道传播疾病防护中最重要的措施。
2. 应隔离病人,病人排泄物应消毒处理。
3. 接触排泄物、呕吐物时戴手套。

(五)经接触传播疾病的预防

经接触传播的疾病有疱疹病毒、巨细胞病毒、角结合膜炎、多重耐药菌如耐甲氧西林金葡菌的携带与感染以及其他接触性疾病等,预防措施如下:

1. 首选单间隔离,也可将同类多种耐药菌感染患者或定植患者安置在同一房间,不能将多种耐药菌感染或定植者,与气管插管、深静脉留置导管、有开放伤口或者免疫功能抑制患者安置在同一房间。
2. 应有明显隔离标志,尽可能减少人员进出。
3. 医务人员实施诊疗护理操作中,有可能接触多种耐药菌感染患者或者定植患者的伤口、溃烂面、黏膜、血液和体液、引流液、分泌物、痰液、粪便时,应当使用手套,必要时穿隔离衣。近距离吸痰等操作时应戴防护眼镜、面罩。完成对多重耐菌药感染患者的诊疗护理操作后,必须及时脱去手套和隔离衣。
4. 每日严格进行病室的环境消毒。
5. 严格执行手卫生是重要的预防措施。

四、医院感染暴发与处置

（一）医院感染暴发的确认与报告

病区发生3例及以上医院感染病例，在做好登记的同时，立即报告感染管理部（2 h内）。

感染管理部在接到病区报告后，立即（2 h内）到达现场了解情况，确定是否为医院感染。

若疑似医院感染暴发，则立即上报院领导，并启动应急预案。

经调查证实出现3例以上医院感染暴发或者5例以上疑似医院感染暴发时，医院应12 h内上报上级卫生行政主管部门。

县级以上卫生行政部门接到报告后，应当于24 h内逐级上报至省级卫生行政部门。

省级卫生行政部门接到报告后组织专家进行调查，确认发生以下情形的，应当于24 h内上报至卫生部。

① 5例以上医院感染暴发。

② 由于医院感染暴发直接导致患者死亡。

③ 由于医院感染暴发导致3人以上人身损害后果。

（二）医院感染暴发的处置

医院感染管理部门接到发生医院感染聚集性事件的报告时，应积极进行流行病学调查，分析可能的传播环节，并采取预防控制措施。基本步骤如下：

1. 确切定义和确定病例　确切定义感染病例，便于后期行流行病学调查。首先应明确感染部门、人群和病原体，所有的病例均要确诊，与最初确定的感染病例相核对。

2. 流行病学调查　对感染患者及周围人群进行详细流行病学调查，包括患者的基础情况、症状、体征、医院感染相关危险因素。

3. 标本收集　对感染患者、接触者、可疑感染源、环境、物品、医务人员及陪护人员等行病原学检查，如环境中检测到病原体，必要时行脉冲场凝胶电泳（pulsed field gel electrophoresis，PFGE）

以检测其同源性。

4. 完成初步的调查　找到合适的流行病学方法,常规以病例对照研究为宜。分析流行或暴发的原因,推测可能的感染源、感染途径或感染因素,选择合适的对照组并同样调查相关因素,进行统计分析,查找可能的危险因素。

5. 采取应对措施　在流行病学调查的基础上制定有效的应对措施,并通知相关部门予以落实。包括为患者做适当治疗,进行正确的消毒处理,必要时隔离患者甚至暂停接受新患者或关闭病房;并随时调查监测新发病例。

6. 控制措施的执行和效果评估　采取措施后,应监测感染发生情况,观察有无新发病例出现。如果还有新发病例出现,应该检查所采取的措施是否得到及时严格执行,或者重新评估调查结果是否正确。

7. 书写调查报告,总结经验,制定防范措施。

(三) 医院感染暴发的预防

1. 加强管理　要依法加强医院感染的管理工作,包括建立和健全医院感染的管理体系,建立和健全医院感染预防的各项规章制度,按预防医院感染的要求设计医院的建筑和配置病室,加强对医护人员的教育,不断提高医院领导和医护人员预防医院感染发生的意识。

2. 加强监测　监测是医院感染暴发预防的重要常规措施,目的在于早期发现医院感染暴发的苗头或潜在可能性,以便及时采取相应预防措施,防止暴发的发生。医院感染监测一般包括对医院的消毒灭菌、各种医源性传播因素、各种常规预防措施的执行情况及医院感染发生率的监测。

3. 提高医护人员的诊治水平　及时、准确的诊断不仅可及时治愈病人,而且可减少用药的盲目性,减少不同病人分区的错误,从而减少院内交叉感染的机会。在治疗方面,主要是加强临床医生对抗菌药物知识的学习,认真遵守抗菌药物的应用原则,严格掌握其适应证,及时进行病原学检验和按药物敏感试验结果合理使用窄谱抗菌药物。因为抗菌药物的大量使用,使耐药菌不断寄生和变异,而且易导致病人机体发生正常菌群失调而引起内源性感染的发生。

4. 其他具体措施　①严格分诊制度;②加强对住院病人的管理,严格探视制度;③加强对医院消毒灭菌的质量控制与监督;④加强临床使用一次性无菌医疗用品的购入、使用和用后处理的管理;⑤健全隔离制度,病理产妇应有隔离间或隔离产床,原则上有传染病者应转至传染病室待产;病儿进隔离新生儿室或转儿科新生儿病房;流行期新生儿接触者应住专室观察至隔离期满;流行期应按隔离组、观察组和新产婴儿组进行分组护理,新生儿用物个人专用;护理每例新生儿前后一定要洗手或手消毒。

五、重点部位的医院感染预防与控制

(一)医院获得性肺炎(hospital-acquired pneumonia,HAP)/呼吸机相关性肺炎(ventilator associated pneumonia,VAP)的预防与控制

1. 感染控制措施

(1)如无禁忌证,应将床头抬高30°～45°。

(2)对存在HAP高危因素的患者,建议洗必泰漱口,每2～6 h一次。

(3)鼓励手术后患者(尤其胸部和上腹部手术)早期下床活动。

(4)指导患者正确咳嗽,必要时予以翻身、拍背,以利于痰液引流。

(5)提倡积极使用胰岛素控制血糖在80～110 mg/dl。

(6)不应常规采用选择性消化道去污染(selective decontamination of the digestive tract,SDD)来预防HAP/VAP。

(7)严格掌握气管插管或切开适应证,使用呼吸机辅助呼吸的患者应优先考虑无创通气。

(8) 对气管插管或切开患者,吸痰时应严格执行无菌操作。吸痰前、后,医务人员必须遵循手卫生规则。

(9) 建议使用可吸引的气管导管,定期(每小时)做声门下分泌物引流。

(10) 呼吸机螺纹管每病人或每周更换1次,有明显分泌物污染时则应及时更换;湿化器添加水应使用蒸馏水,每天更换;螺纹管冷凝水应及时作为污水清除,不可直接倾倒在室内地面,不可使冷凝水倒流向患者气道。

(11) 对于人工气道/机械通气患者,每天评估是否可以撤机和拔管,减少插管天数。

(12) 正确进行呼吸机及相关配件的消毒:耐高温的物品,首选物理消毒或灭菌。不耐高温的物品,选择高水平消毒方法,如含氯消毒剂、2%戊二醛、氧化电位水、过氧乙酸等浸泡消毒(也可选择环氧乙烷灭菌)。

(13) 尽量减少使用或尽早停用预防应激性溃疡的药物,包括H_2受体阻滞剂,如西咪替丁和(或)制酸剂。

(14) 对于器官移植、粒细胞减少症等严重免疫功能抑制患者,应进行保护性隔离,包括安置于层流室,医务人员进入病室时应戴口罩、帽子,穿无菌隔离衣等。

(二)导管相关血流感染(catheter related bloodstream infection,CR-BSI)的预防与控制

1. 人员管理

(1) 接触穿刺部位、放置血管内装置及更换敷料前后,必须进行手消毒。

(2) 执行中心静(动)脉导管、血液透析导管等血管内置管,须戴帽子、口罩;穿无菌手术衣(或无菌隔离衣)及无菌手套。置管时应遵守严格的无菌操作要求。

(3) 置管部位,覆盖无菌洞巾,并以大的无菌治疗巾铺设无菌区域。

2. 留置针手术流程

(1) 操作者修剪指甲,洗手,戴无菌手套。插管过程中手套意外破损应立即更换。

(2) 进行周围静脉导管穿刺时,先清洁局部皮肤,再使用碘伏等皮肤消毒剂呈环状方式由内往外消毒2遍,停留2 min,并且待消毒剂完全干燥,才能执行穿刺。

(3) 消毒后避免以手再碰触穿刺部位。

(4) 穿刺或更换敷料前,皮肤勿使用有机溶剂。

(5) 增加穿刺部位的选择:成人中心静脉置管时,应当首选锁骨下静脉,尽量避免使用颈静脉和股静脉。

(6) 记录操作者、导管放置日期、部位和敷料更换时间。

3. 导管相关感染的监控

(1) 监测特殊置管的感染率和感染趋势。

(2) 每日观察穿刺部位是否有红、肿、热、痛等情况。

(3) 疑似血管内置管所致的血行感染时,应立即拔除输液系统,于穿刺部位先用0.5%碘伏消毒,待干燥后再拔除导管,以无菌剪刀剪下导管前端5 cm,将此导管用半定量方法做细菌培养;若穿刺部位有脓性分泌物亦须送细菌培养。

(4) 若怀疑输液污染造成血行感染时,应立即拔除输液系统,并保留输液瓶及附件,必要时送检。

4. 输液管路护理

(1) 更换管路装置时,采取无菌技术操作。

(2) 若有连接延长管,于更换血管内装置时同时更换。

5. 输液及管路更换时间

(1) 静脉注射留置管路应每2~3天更换一次,包括导管穿刺部位、接头和活塞。

(2) 普通输液管需每天更换。

(3) 间歇性的静脉套管或全静脉营养管路,每3天更换。

(4) 血液制品、输血或脂肪制品的输液管路每24 h更换。

(5) 血液制品应于 4 h 内输注完毕,以防细菌孳生。

(6) 含脂质的全静脉输液应于 24 h 内输注完毕。

(7) 药物脂肪乳剂应于 12 h 内输注完毕。

6. 敷料更换

(1) 穿刺部位应以无菌、透明的专用贴膜或无菌敷料覆盖穿刺部位,以利观察感染情况。

(2) 若病患易流汗或穿刺部位有出血情形,应使用纱布敷料。

(3) 敷料更换时间:纱布应每天更换,专用贴膜可至 3~7 天更换。

(4) 当敷料潮湿、松脱、污染、更换装置或检视穿刺部位后,应立即更换无菌敷料。

(5) 更换血管内装置及敷料时,遵守无菌技术,进行严格手卫生、并戴手套,但不能以手套代替洗手。

(6) 病人洗澡或擦身时要注意对导管的保护,不宜把导管浸入水中。

(7) 对无菌操作缺陷的紧急置管,应在 48 h 内更换导管,选择另一穿刺点。

(三) 留置导尿管所致尿路感染的预防与控制

1. 插管前准备与插管时的措施

(1) 尽量避免不必要的留置导尿。

(2) 仔细检查无菌导尿包,如过期、外包装破损、潮湿不得使用。

(3) 根据年龄、性别、尿道情况选择合适的导尿管口径、类型,通常成年男性选 16F,女性选 14F。

(4) 规范手卫生和戴手套的程序。

(5) 常规的消毒方法:用碘伏消毒尿道口及其周围皮肤黏膜,程序如下:

① 男性:自尿道口、龟头向外旋转擦拭消毒,注意洗净包皮及冠状沟。

② 女性：先清洗外阴，其原则由上至下，由内向外，然后清洗尿道口、前庭、两侧大小阴唇，最后会阴、肛门，每一个棉球不能重复使用。

③ 插管过程严格执行无菌操作，动作要轻柔，避免尿道黏膜损伤。

④ 对留置导尿患者，应采用密闭式引流系统。

2. 插管后的预防措施

（1）保持尿液引流系统通畅和完整，不要轻易打开导尿管与集尿袋的接口；如要留取尿标本，可以集尿袋采集，但此标本不得用于普通细菌和真菌学检查。

（2）导尿管不慎脱落或导尿管密闭系统被破坏，需要更换导尿管。

（3）疑似导尿管阻塞时应更换导管，不得冲洗。

（4）保持尿道口清洁，日常用肥皂和水保持清洁即可，但大便失禁的患者清洁以后还需消毒。

（5）患者洗澡或擦身时要注意对导管的保护，不要把导管浸入水中。

（6）不主张使用含消毒剂或抗菌药物的生理盐水进行膀胱冲洗或灌注来预防泌尿道感染。

（7）悬垂集尿袋，不可高于膀胱水平，并及时清空袋中尿液。

（8）长期留置导尿管病人，定期更换导尿管（1次/2周）和集尿袋（2次/周）。

（9）疑似出现尿路感染而需要抗菌药物治疗时，应先更换导尿管，并送检。

（10）每天评价留置导尿的必要性，尽早拔除导管。

（四）手术部位感染的预防与控制

1. 手术前患者准备

（1）积极治疗或纠正引起感染的疾病或危险因素，如纠正低氧血症、低蛋白血症，控制病人血糖等，提高机体抵抗力。

(2）缩短择期手术的术前住院日，应尽量少于3天。

（3）如无禁忌证，术前应使用抗菌皂或皂液洗澡。

（4）清洁手术区域皮肤，对手术切口区域可能影响手术操作的毛发，如较长的汗毛、阴毛、腋毛等予剪除或脱毛。不常规采用剃毛方法以减少表皮损伤，即使采用剃毛，应尽可能在短时间内进行，以减少轻微损伤避免细菌繁殖。

（5）需要做肠道准备的患者，术前一天分次口服非吸收性抗菌药物即可。

2. 手术工作人员的术前准备

（1）参与手术者术前应规范外科洗手，正确穿戴口罩、帽子、手术衣、无菌手套。

（2）患有皮肤感染的工作人员在未治愈前应避免手术操作。

3. 手术中的预防控制措施

（1）有预防用药指征者，应切皮前30 min或麻醉诱导期静脉给药。手术时间超过3 h或超过所用药物半衰期的2倍以上或失血量>1 500 ml，术中应追加一剂。

（2）正确消毒手术部位的皮肤，铺无菌巾。

（3）手术中应使用灭菌合格的手术器械、器具及用品，严格执行无菌操作，熟练手术操作，正确放置引流管，避免出现缝合死腔。

（4）注意术中保暖，尽量采取加温措施，保持病人正常体温。

（5）手术野冲洗应使用温（37 ℃）的无菌生理盐水。

（6）手套穿孔率较高的手术，如部分骨科手术，必要时应戴双层手套。

（7）需引流的切口，首选闭式引流，应远离切口部位戳孔引流，位置适当确保充分引流。

（8）减少手术室内空气尘埃粒子和细菌浓度，如控制手术室内人员数量，保持手术室出入门关闭状态，减少人员出入，避免不必要的走动和交谈。

（9）手术间实施连台手术，必须对手术间工作区域及接触患者及其血液、体液的设施、仪器设备、物体表面、手术台面、灯、地面等进行清洁消毒处理。

（10）特殊感染病人（如气性坏疽等）手术安置在隔离手术间进行，医务人员应严格执行隔离预防技术的规定，手术后彻底消毒清洁手术间。

4. 手术后的预防控制措施

（1）严格执行手卫生规范。

（2）换药时应严格执行无菌操作，遵循"先清洁切口，再污染切口，最后感染切口"的次序。

（3）手术后选用吸附能力较好的敷料覆盖切口，及时更换渗湿敷料。

（4）保持各类引流管引流通畅，避免引流管周围皮肤受压。

（5）密切观察切口变化，可疑感染时应及时采样送检。

5. 合理使用抗菌药物

（1）外科手术预防用药基本原则：根据手术野有否污染或污染可能，决定是否预防用抗菌药物。

（2）清洁手术，仅在下列情况时可考虑预防用药：

① 手术范围大、时间长、污染机会增加。

② 手术涉及重要脏器，一旦发生感染将造成严重后果者，如头颅手术、心脏手术、眼内手术等。

③ 异物植入手术，如人工心瓣膜植入、永久性心脏起搏器放置、人工关节置换等。

④ 高龄或免疫缺陷者等高危人群。

（3）清洁-污染手术：由于手术部位存在大量人体寄殖菌群，手术时可能污染手术野引致感染，此类手术需预防用抗菌药物。

（4）污染手术：由于胃肠道、尿路、胆管体液大量溢出或开放性创伤未经扩创等已造成手术野严重污染的手术，此类手术需预防用抗菌药物。

术前已存在细菌性感染的手术，属抗菌药物治疗性应用，不属预防应用范畴。

6. 外科预防用抗菌药物的选择及给药方法：

（1）预防术后切口感染,应针对金黄色葡萄球菌选用药物。

（2）预防手术部位感染或全身性感染,则需依据手术野污染或可能的污染菌种类选用。

（3）选用的抗菌药物必须是疗效肯定、安全、使用方便且价格相对较低的品种。

（4）给药方法

① 接受清洁手术者,在术前 0.5～2 h 内给药,或麻醉开始时给药,使手术切口暴露时局部组织中已达到足以杀灭手术过程中入侵切口细菌的药物浓度。如果手术时间超过 3 h,或失血量大（$>1\,500$ ml）,可手术中给予第 2 剂。抗菌药物的有效覆盖时间应包括整个手术过程和手术结束后 4 h,总的预防用药时间不超过 24 h,手术时间较短（<2 h）的清洁手术,术前用药一次即可。

② 接受清洁－污染手术者的手术时预防用药时间亦为 24 h,必要时延长至 48 h。

③ 污染手术可依据患者情况酌量延长。

④ 对手术前已形成感染者,抗菌药物使用时间应按治疗性应用而定。

六、感染性疾病会诊

感染管理科应由具有临床经历的专职人员参与全院感染性疾病会诊。通过会诊寻找分析感染发生的危险因素,提供有效的预防控制措施,对合理使用抗菌药物,正确采取隔离措施,科学进行消毒灭菌、防止医院感染传播及暴发提供指导。

第三节 重点部门管理

一、手术部(室)感染管理

（一）布局流程

根据功能和消毒隔离要求区域划分为限制区、半限制区（污染手术间）和非限制区。遵守洁污通道分开的原则。

（二）环境管理

1. 手术室内物品必须保持清洁、整齐，物面无尘，地面无碎屑、无污迹。

2. 手术时应保持门在关闭状态，每日手术开始前和结束后，对手术间各种设施、仪器等物体表面及地面采用湿式打扫。术中被血液或体液污染应及时用含氯消毒剂等擦拭。

3. 不同区域、不同手术间的保洁工具（拖布、抹布）应分开使用。

4. 洁净手术室净化系统应在手术前达到自净时间才开始手术，接台手术间隔应达自净时间。

5. 洁净手术间每周清洗回风口及滤网，设备层有专人管理，定期更换过滤网。

6. 术中产生的废弃物严格按《医疗废物管理条例》及有关规定处理。

（三）人员管理

1. 手术人员经专用通道、更换清洁的手术衣、裤、鞋，戴口罩、帽子后方可进入手术间。

2. 患有上呼吸道感染、皮肤化脓性感染或者其他传染病的工作人员不得进入手术室。

3. 除参与手术的医生、护士、麻醉师外，应限制其他人员进入手术室。严格限制参观人数，且按指定手术间参观手术，不得随意走动和出入，应与手术者和手术无菌台保持 30 cm 以上的距离。

4. 实施手术者应认真执行外科手消毒法,严格执行无菌技术操作规程。穿无菌手术衣、戴无菌手套后方可触及无菌物品和无菌区域;不应在手术者背后传递器械和用物,坠落在手术器械台面以下的器械和物品应当视为污染。

(四) 手术器械及物品的管理

1. 所有进入洁净区的物品、设备,均应拆除外包装,擦拭干净方可进入。

2. 无菌手术器械及物品管理

(1) 手术器械及物品必须一用一灭菌,耐温、耐湿物品首选高压蒸汽灭菌方法,不能用高压灭菌的物品应采用低温灭菌,尽可能取消化学消毒剂浸泡灭菌法。

(2) 无菌器械存放环境和条件符合卫生部《消毒技术规范》要求。

3. 使用后器械清洗消毒管理

(1) 使用后手术器械送器械清洗间统一处置。

(2) 使用后腔镜器械的清洗消毒灭菌必须符合《内镜清洗消毒技术规范》的有关要求。

(五) 特殊感染手术处置要求

1. 气性坏疽等感染视为特殊感染性手术。安排在隔离手术间进行,禁止参观。

2. 手术人员进入必须穿隔离衣,戴手套。进入手术间后,不得随意出入。

3. 手术间物品尽可能准备齐全,不用的物品术前移出手术间。巡回护士应安排2人,其中1人负责手术间外物品供应。

4. 尽量使用一次性敷料,用后双层黄色垃圾袋密闭送医疗废物暂储地。布单用后经 1 000 mg/L 有效氯消毒剂浸泡消毒压力灭菌后送洗;朊病毒病人使用布单放入双层黄色垃圾袋密闭送医疗废物暂储地。

5. 手术结束后,地面、墙壁、仪器、设备等物表用含有效氯

1 000 mg/L 消毒剂擦拭。各种瓶、桶等用 1 000 mg/L 含氯消毒剂浸泡 30～60 min。

6. 所有人员离开手术间时,应将隔离衣、手套等脱放在手术间内,就地用 1 000 mg/L 含氯消毒剂浸泡 30～60 min。更换清洁拖鞋、帽子等。

7. 手术间手术结束后,先用过氧乙酸熏蒸法对空气进行消毒,密闭 24 h 后方可将各种物品移出手术间,彻底通风后做空气监测,合格后方可再次使用。

（六）职业安全

1. 遵守标准预防原则,配备面罩或眼罩等防护用品。
2. 熟悉职业暴露及利器伤后紧急处理与报告制度。

二、新生儿室感染管理

1. 布局合理,应设洗澡间、配奶间、治疗室、隔离室及处置室。洁污分开,各类物品消毒符合消毒技术规范要求。
2. 严格限制进入新生儿病房的人员,进入新生儿病房须着清洁的工作服和工作鞋。
3. 进入新生儿病房及进行各种操作前后洗手或手消毒,操作时戴口罩和帽子。
4. 严格执行一次性使用无菌医疗用品的管理规定,不得重复使用。
5. 静脉输液现用现配。
6. 新生儿病房环境

（1）每天开窗通风,保持空气新鲜,必要时使用动态空气消毒机进行空气消毒。

（2）桌面等物体表面应保持清洁,每日擦拭,有血液等污染应及时去除污染,并用 1 000 mg/L 含氯消毒剂消毒。

（3）地面每天湿式清扫,保持清洁无尘。有血液等污染时应去除污染,并用 1 000 mg/L 含氯消毒剂消毒。所有墙面、角落及天花板应定期清扫,保持清洁无尘。

(4) 保暖箱与新生儿辐射台每日清洁,箱单一人一更换,床垫每周更换一次并曝晒,有污染时随时更换。保暖箱内保湿用水为无菌水并每天更换。新生儿出箱后应将保暖箱移出,采用消毒剂进行终末消毒。

7. 床间距应达 1 m。

8. 与新生儿皮肤接触的毛衫、被套等布类应清洗晒干、必要时可压力灭菌后使用。

9. 应保持洗澡间清洁;洗澡池、水龙头、体重秤、打包台等所有台面应保持清洁,污染时及时消毒擦拭。沐浴前再次清洗洗澡池,洗浴结束应彻底清洁洗澡池,必要时用消毒液(250 mg/L 含氯消毒剂)擦拭,洗澡池必须专用,用后尽量保持干燥。

10. 保持配奶间清洁;配奶容器、奶嘴及奶瓶等哺乳用品应一用一清洗消毒。可采用热力消毒。

11. 遇特殊感染或传染性疾病新生儿应与正常新生儿隔离,悬挂床边隔离标识,物品专用,用后严格消毒。

12. 新生儿室应尽可能减少物品摆放,物品的摆放按照无菌、清洁、污染有序分开。

13. 工作人员定期进行体检,凡有传染性疾病、流行性感冒、皮肤化脓性疾病等暂停与新生儿接触。

14. 严格限制新生儿病房的探视,探视人员接触新生儿前后应洗手。患流行性感冒或皮肤化脓性疾病者谢绝探视。

三、内镜室感染管理

(一)(消毒类)内镜感染管理

1. 建筑布局

(1) 内镜室设立病人候诊室(区)、诊疗室、清洗消毒室、内镜储藏室,并保持室内通风良好。

(2) 不同部位内镜的诊疗工作必须分室进行;上消化道、下消化道内镜的诊疗工作不能分室进行的,应当分时间段进行;不同部位内镜的清洗消毒设备必须分开。

2. 内镜的清洗消毒

（1）内镜及附件用后应严格按照规范进行水洗、酶洗和清洗。

（2）进入人体消化道、呼吸道或黏膜的内镜，如喉镜、气管镜、支气管镜、胃镜、肠镜、乙状结肠镜、直肠镜、阴道镜等，必须达到高水平消毒。胃镜、肠镜、十二指肠镜用2%碱性戊二醛浸泡消毒不得少于10 min；支气管镜不得少于20 min；结核杆菌等特殊感染病人使用后的内镜不得少于45 min。消毒后用流动水充分冲洗，支气管镜冲洗后还需干燥。其他消毒剂按照卫生许可批件附件的使用说明使用。

（3）凡进入人体无菌组织或穿破黏膜的内镜附件，如活检钳、高频电刀、网篮等，必须灭菌；可用2%碱性戊二醛浸泡10 h，用前无菌水冲洗。也可用压力蒸汽或环氧乙烷灭菌。

（4）每日诊疗工作结束，内镜浸泡消毒时间应延长至30 min。必须对吸引瓶、吸引管、清洗槽、酶洗槽、冲洗槽进行清洗消毒。

（5）内镜室应做好清洗消毒登记工作，登记包括病人姓名、内镜编号、清洗时间、消毒时间及操作人员姓名。

（6）储存前先干燥处理，再悬挂保存于储镜柜内或镜库。

（7）每日内镜检查前，应先消毒浸泡20 min。

（8）操作和清洗内镜时应穿防渗围裙或外衣，戴橡胶手套，也可配备防护眼镜和面罩。

3. 消毒灭菌效果监测

（1）每日监测使用中消毒剂的有效浓度，记录保存，低于有效浓度时应立即更换。

（2）每季对消毒后内镜及消毒剂进行生物学监测，灭菌附件和使用中灭菌剂每月进行生物学监测。

4. 工作人员管理　内镜室工作人员必须经过医院感染相关知识培训，掌握内镜清洗消毒及自身防护知识。严格执行操作规程。

(二)（灭菌类）内镜医院感染管理

凡进入人体无菌组织、器官或者经外科切口进入人体无菌腔室的内镜及附件，如腹腔镜、关节镜、脑室镜、膀胱镜、宫腔镜等，必须灭菌。

1. 建筑布局　灭菌类内镜的诊疗必须在手术标准区域（Ⅱ类环境）进行。按照手术室管理要求执行。

2. 内镜的清洗和灭菌

（1）灭菌类内镜的清洗应在消毒供应中心或手术室的独立清洗区域进行，严格按照规范进行水洗、酶洗、高压水枪和超声清洗。

（2）内镜可用过氧化氢等离子体灭菌、压力蒸汽灭菌、环氧乙烷或用2%碱性戊二醛浸泡10 h等方法灭菌处理，用化学浸泡方法处理的，使用前应无菌水冲洗。

（3）灭菌后的内镜及附件应按照无菌物品储存。

（4）应做好清洗消毒的登记工作，登记包括病人姓名、内镜编号、清洗时间、消毒时间及操作人员姓名。

（5）清洗内镜时应穿防水围裙或外衣，戴橡胶手套，配备防护镜和面罩。

3. 消毒灭菌效果监测

（1）每日监测使用中消毒剂的有效浓度，记录保存，低于有效浓度立即更换。

（2）每月对灭菌后内镜及附件和使用中灭菌剂进行生物学监测。

4. 工作人员管理　内镜室工作人员必须经过医院感染相关知识培训，掌握内镜清洗消毒及自身防护知识。严格执行操作规程。

四、产房感染管理

（一）建筑布局

1. 布局合理，严格区分限制区、半限制区、非限制区；物品洁污分开，摆放有序。

2. 设有待产室、治疗室、处置室、库房等。

3. 有普通分娩室及隔离分娩室、待产室、产房等。

（二）人员管理

1. 严格参观、实习和陪护制度，最大限度地减少人员流动。

2. 凡进入分娩室的工作人员，必须戴口罩、帽子、换鞋。

3. 患呼吸道感染疾病或有感染性伤口时，暂停接产工作。

4. 待产人员进入产房更衣、换鞋，听从工作人员的安排。

（三）工作质量

1. 接产前必须外科洗手。

2. 严格执行无菌技术操作规程。

3. 断脐器具专用，禁止断脐器械与其他助产器械混用。

4. 采用动态空气消毒机消毒空气。

5. 保持分娩室内地面及物体表面的清洁。连续接产之间应清洁地面、台面及其他物体表面，若有血迹或污染则先去除污染，并用 1 000 mg/L 含氯消毒剂擦拭，产床每次使用后更换床上一切用品，并使用消毒液擦拭床单位。

6. 产妇分娩前应进行 HBV、HCV、HIV 筛查，传染病产妇安置在隔离分娩室分娩，按隔离技术规程助产，用后的一次性用品及胎盘必须放入双层黄色塑料袋内密闭运送，按感染性医疗废物处理，房间应严格进行终末消毒处理。

7. 接产前特别是为急诊产妇及传染病产妇接产工作人员应做好防护（如戴护目镜、穿防水围裙等）。

五、血液净化室感染管理

（一）建筑布局

布局合理，设有普通病人血液透析间（区）、隔离病人血液透析间（区）。治疗室、水处理室、复用室、储存室、办公室、更衣室、待诊室等分开设置。

（二）人员管理

1. 医护人员进入血液净化室应着清洁工作服和工作鞋。

2. 严格执行《医务人员手卫生规范》。

3. 严格执行无菌操作,并按照标准预防的原则,落实个人防护措施。

4. 患者应着清洁鞋进入透析室,非患者必需用品不得带入透析室内。

5. 在进行首次透析治疗前及透析治疗后每半年对患者进行经血传播疾病相关标志物的检查,传染病患者透析在隔离净化间内进行,固定床位,专机透析,急诊患者应专机透析。

6. 加强医护人员消毒灭菌知识和医院感染知识的培训,提高个人防护和医院感染控制意识。每年对工作人员进行 HBV、HCV、HIV 等经血传播疾病相关标志物的检查和免疫注射。

(三)工作质量

1. 保持室内清洁、干燥,室内每日通风换气不少于 2 次,限制流动人员,治疗和护理操作时禁止探视。

2. 保持透析室地面、桌面、透析机表面等物体表面清洁;有血液等污染时先去除污染,再用 1 000 mg/L 含氯消毒液擦拭,床单及被套一人一更换。

3. 加强透析液制备输入过程的质量控制。

4. 每透析一人次应根据透析机的型号和要求进行清洗消毒。

5. 定期对透析用水、透析液等进行细菌学监测和内毒素检测。

(1) 透析用水每月进行 1 次细菌培养,在水路末端进入血液透析机的位置收集标本,细菌数不能超出 200 cfu/ml。

(2) 透析液每月进行 1 次细菌培养,在透析液透析器出口处或透析液进入透析器的位置用一次性注射器抽取标本,细菌数不能超过 200 cfu/ml。

(3) 透析液每 3 个月进行 1 次内毒素检测,留取标本方法同细菌培养,内毒素不能超过 2 EU/ml。

6. 禁止一次性使用的透析器、管路重复使用,可重复使用的透析器按照《血液透析器复用操作规范》合理复用;急诊透析患者、HBV、HCV、HIV阳性患者使用的透析器不得复用。

7. 定期监测消毒剂有效浓度;消毒剂配制和保存方法适当,有效含量准确。盛放消毒剂的容器定期消毒或灭菌。

8. 定期对水处理系统进行维护与消毒。

9. 对透析中出现发热反应的患者,及时进行血培养和透析液培养,查找感染源,采取控制措施。

六、供应室感染管理

（一）建筑布局

周围环境清洁、无污染源、区域相对独立,内部通风,采光良好;邻近手术室、产房和临床科室,或与手术室有物品直接传递专用通道,不得建在地下室或半地下室,设工作区域和辅助区域。工作区域分去污区、检查、包装及灭菌区和无菌物品存放区。辅助区域包括工作人员更衣室、值班室或休息室、办公室等。三区划分清楚,区域间应有实际屏障,去污区和检查包装区设立人员出入缓冲间和物品通道。

（二）人员管理

1. 按照消毒供应中心(室)功能和任务的不同,工作人员与床位之比约为(1.5～3):100,其中具有护理专业技术职称人员占30%～50%。

2. 护士长具备相应的临床工作经历,并经过护理管理、消毒供应中心业务管理知识的培训。

3. 护理人员应经过相应的理论与技术培训。

4. 从事操作消毒灭菌设备的工作人员应持有相应的上岗证（如压力容器、低温灭菌设备）;消毒员应除具有上述相应上岗证外,还必须具有省(市)级以上消毒灭菌知识专项培训(包括理论和操作)证书。

（三）工作质量管理

1. **供应室制度建立与落实** 消毒供室应建立健全各项规章

制度:包括工作管理、消毒隔离、监测、仪器与设备管理、职业防护、质量控制过程的记录和突发事件的应急预案,并具体落实,确保医疗用品使用安全。

2. 工作质量(工作环节管理)

(1) 物品回收、分类

① 工作人员回收重复使用后的医疗器械时,应做好个人防护。供应室物品交换清单记录回收日期、科室、物品名称、规格、数量、回收者等。

② 按照规定的路线由专人,用污物回收车或塑料箱进行回收,用具每日清洁。

③ 回收清点应在供应室去污区进行,不宜在临床科室清点,分类应在去污区的分类台上进行,不得出现洁污交叉或物品回流。

(2) 物品清洗

① 手工清洗

a. 做好个人防护、戴防护手套、眼罩或面罩、穿防水衣或围裙、戴袖套,帽子遮住头发及穿防护鞋。

b. 在去污区专用的清洗池清洗,对于可拆卸的器械尽量拆开再冲洗。

c. 污染重或污染物已干的器械先用酶洗液浸泡 5~10 min 后刷洗,仔细刷洗螺纹、缝隙等处。刷子须在水面下操作,以免水滴飞溅形成气溶胶污染环境。

d. 刷子的大小必须符合清洗器械的通道、零件、轴节和齿槽的尺寸,刷子太小,刷毛不能完全接触管壁,刷洗不彻底;刷子太大,刷毛倒伏,降低清洗效果。

e. 清洗剂应选用无泡或低泡型酶洗液,以免水下刷洗时操作人员的视线被挡住。

f. 手工清洗后用自来水漂洗,接着用软水或蒸馏水漂洗。干燥后通过传递窗进入清洁包装区。

② 清洗机清洗:分类后的物品应放在清洗架上或篮筐内清

洗,不能摞放,器械轴节必须充分打开,容器类物品放在专用冲洗架上清洗,器械表面和容器内面必须充分接触水流;基本清洗过程为:冲洗→清洗剂清洗→漂洗→93 ℃热水消毒→(润滑 →干燥)。

③ 超声波清洗:主要清洗细小管腔、针头和较深沟槽的器械,清洗前用冲洗或擦拭的方法尽可能地将器械上大的污染物去除,清洗液要完全覆盖器械。清洗后的器械需漂洗和精洗,干燥后通过传递窗进入清洁包装区。

3. 器械质量检查(在清洁包装区完成)

(1)目测:在检查包装时进行,用肉眼观察清洗后器械必须光洁如新,无残留物质,无血渍、锈渍、污渍、腐蚀斑点和水垢,不合格器械通过传递窗退回去污区重新清洗。

(2)每月至少随机抽查 3~5 个待灭菌包内清洗物品的质量,并记录,不合格器械重新清洗。

(3)器械功能检查:检查器械功能的完好性、灵活性、咬合性等,刀刃器械、穿刺针的锋利度及器械是否干燥等。

(4)各类器械清洗后,禁止采用放置在空气中自然干燥的方法。

4. 器械的包装

(1)包装前检查包布有无破损;新包布使用前需洗涤去浆处理;重复使用的包布必须一用一清洗,干燥后利于蒸汽穿透;一次性使用的无纺布、皱纹纸及纸塑包装材料亦应无破损。

(2)盘、盆、碗类物品,应单个包装,包装时应打开盖子,多个包装时,所有器皿的开口应朝向同一个方向;摆放时,器皿间用吸湿毛巾、纱布或医用吸水纸隔开,以利于蒸汽的穿透。

(3)需要拆卸的器械应拆卸,剪刀和血管钳等轴节类器械必须打开;管腔类物品盘绕放置,不打折,接头的开关应打开,保持管腔通畅,以利灭菌因子接触所有物体表面。

(4)器械包的重量不宜超过 7 kg,敷料包重量不超过 5 kg。预真空和脉动压力蒸汽灭菌器的物品包装体积不得超过30 cm×

30 cm×50 cm；下排气压力蒸汽灭菌器的物品包装体积不得超过30 cm×30 cm×25 cm。

（5）灭菌物品包必须包装严密，捆扎松紧适度，包外用化学指示胶带贴封。高度危险性物品或大包内放置化学指示卡。

（6）灭菌包外应注明物品名称、数量、灭菌日期、有效日期、打包人或代号、查对人或代号。

5．物品装载

（1）装载时物品不要堆放，应用专用的灭菌架或篮筐；各类物品应按要求摆放，器械类包应平放，盆盘碗类物品应斜放或倒立，纺织类物品应竖放，自动启闭式筛孔容器应平放，并打开筛孔；玻璃瓶等底部无孔的器皿物品应倒立或侧放；灭菌包内容器开口应一致，以利于蒸汽进入和空气排出；灭菌包之间应间隔一定距离（≥2.5 cm），以利蒸汽置换空气；物品不能接触灭菌器的内壁及门，以防止产生冷凝水。

（2）尽量将同类物品同锅灭菌，不同类物品同锅灭菌时，则以最难达到灭菌物品所需的温度和时间为准，纺织类物品应放在上层，金属类物品应放在下层。

（3）装载时消毒员记录灭菌时间、锅号、锅次、科室名称、灭菌包种类、数量等。

6．无菌物品的卸载

（1）卸载时，手要清洁，从压力蒸汽灭菌器取出后的物品应放置于无菌物品储存区，远离空调或冷空气入口处冷却。物品没完全冷却前，不得放在冷的台面上，防止产生冷凝水，冷却过程中不得用手触碰灭菌物品。

（2）关闭启封式容器筛孔；检查包外化学指示胶带变色情况，未达到或有疑问时，应重新灭菌。

（3）检查灭菌包装的完整性、干燥情况，湿包和有明显水渍的包应视为灭菌失败。

（4）灭菌包掉落在地或误放不洁处，应视为污染。

7. 灭菌物品的储存管理

（1）灭菌物品存放区应由专人管理，按规定着装，并注意手卫生，其他无关人员不得入内。

（2）所有灭菌物品存放前应仔细检查，符合要求才能进入灭菌物品存放区储存。

（3）灭菌物品应放在洁净的橱柜内或存放架上；存放架（橱）必须离地面 20～25 cm，离天花板 50 cm，离墙 5 cm 储存。

（4）灭菌物品存放区应清洁、干燥。温度应低于 24 ℃，相对湿度应＜70％。

（5）灭菌物品分类放置、位置固定、标识清楚，按有效期顺序排列，严禁过期。

（6）灭菌物品存放的有效期：在温度低于 24 ℃、湿度低于 70％的存放条件下，棉布包装材料，有效期为 7～14 天；其他包装材质按照产品说明的有效期使用。

（7）一次性使用无菌医疗物品须去除外包装后方能进入无菌物品存放区；入库时检查并应记录入库日期、产品名称、规格、数量、生产厂家、生产批号、灭菌日期、失效日期等。

（8）已灭菌物品不得与未灭菌物品混放。

8. 灭菌物品的发放　根据需要，按照规定的路线由专人、封闭运送车或容器或加防尘罩进行发放，并作好发放时的记录，包括物品发放日期、科室、物品名称、规格、数量、发放者、接受者等内容。发放灭菌物品时应注意：

（1）发放前首先检查包装的完整性，包外化学指示胶带变色情况，有效期或是否湿包。有疑问时，应重新进行清洗包装和灭菌处理。

（2）发放灭菌物品的运送车、容器等工具应每日清洁，有污染时消毒干燥后使用。

（3）从灭菌物品存放区发出的物品不宜再退回存放区，可暂存于无菌物品发放处，尽快发放。过期灭菌物品须从存放区取出，重新进行清洗、包装和灭菌处理。

(4) 一次性使用无菌医疗用品应由专人监管,发放时应检查外包装是否符合要求包括标记清楚、包装清洁、没有污渍、水渍、霉变、包装没有破损、变形等。

(5) 定期进行一次性无菌医疗用品的盘点并记录,发现不合格产品,应立即停止发放和使用,并通知相关部门追回。

(四) 自备包及租借物管理

1. 尽可能取消自备包,由供应室集中进行专业化清洗、消毒和灭菌。

2. 自备包清洗包装质量要求同供应室清洗包装质量要求。

3. 租借手术器械必须经过医院手术室或供应室,按手术器械类清洗灭菌。

七、ICU 感染管理

(一) ICU 工作人员感染管理

1. 工作服　可穿着普通工作服进入 ICU,应保持服装的清洁,接触特殊病人如耐甲氧西林金黄色葡萄球菌(MRSA)感染或携带者,或处置病人可能有血液、体液、分泌物、排泄物喷溅时,应穿隔离衣。

2. 口罩　接触有或可能有传染性的呼吸道感染病人时,或有体液喷溅可能时,无菌操作时应戴口罩。

3. 鞋套或更鞋　进入病室可以不换鞋。但所穿鞋子较脏(如雨天),应穿鞋套。不得穿露脚趾的拖鞋。

4. 工作帽　一般性接触病人时,不必戴帽子。无菌操作或可能会有体液喷溅时,必须戴帽子。

5. 手套　接触黏膜和非完整皮肤,或进行无菌操作时,须戴无菌手套;接触血液、体液、分泌物、排泄物,或处理被其他污染的物品时,建议戴清洁手套。护理病人后应摘手套,护理不同病人或医护操作在同一病人的污染部位移位到清洁部位时应更换手套。特殊情况下如手部有伤口、给 HIV/AIDS 病人进行高危操作,应戴双层手套。

6. **手卫生** 应严格执行《医务人员手卫生规范》,并特别注意以下环节:

(1)接触病人前、接触病人后、进行清洁或侵入性操作前、接触病人体液或分泌物后、接触病人使用过的物品后,用快速手消毒液作为主要的手卫生方法。

(2)当手上有血迹或分泌物等明显污染时,必须洗手。

(3)摘掉手套之后、医护操作在同一病人的污染部位移位到清洁部位时,也必须进行手卫生。

(4)有耐药菌流行或暴发时,建议使用抗菌皂液洗手。

7. **人员数量** 必须保证有足够的医护人员。医师和护士人数与ICU床位数之比应达到(0.8~1):1和(2.5~3):1。

8. 患有感冒、腹泻等可能会传播的感染性疾病时,应避免接触病人。

9. **预防接种** 上岗前应注射乙肝疫苗(乙肝指标阴性者),有条件的医院可注射流感疫苗。

10. 医护人员每年应接受医院感染预防与控制相关知识的培训,卫生保洁人员应接受消毒隔离知识和技能的培训。

(二)ICU病人及探视管理

1. 病人管理

(1)应将感染与非感染病人分开安置。

(2)对于疑似有传染性的特殊感染或重症感染,应隔离于单独房间。对于空气传播的感染,如开放性肺结核,应隔离于负压病房。

(3)对于MRSA、泛耐药鲍曼不动杆菌等感染或携带者,应有醒目的标识,尽量隔离于单独房间,如房间不足,将同类耐药菌感染或携带者集中安置。

(4)对于重症感染、多重耐药菌感染或携带者以及其他特殊感染病人,分组护理,固定人员。

（5）接受器官移植等免疫功能明显受损病人，应安置于单间病房并有保护性隔离醒目标识。

（6）医务人员不可同时照顾负压隔离室内的病人和保护性隔离的病人。

（7）如无禁忌证，应将床头抬高 30°。

（8）重视病人的口腔护理。对存在院内肺炎高危因素的病人，采用洗必泰漱口或口腔冲洗，每 2~6 h 一次。

2. 探视管理

（1）尽量减少不必要的访客探视。

（2）若被探视者为隔离病人，建议穿访客专用的清洁隔离衣。探视者着鞋较脏（如雨天）时应穿鞋套。

（3）探视呼吸道感染病人，建议戴一次性口罩。对于疑似有高传染性的感染如禽流感、SARS 等，应避免探视。

（4）进入病室探视病人前，和结束探视离开病室时，应洗手或用快速手消毒液消毒双手。

（5）探视期间，尽量避免触摸病人周围物体表面。

（6）探视者有疑似或证实呼吸道感染症状时，或婴幼儿，应避免进入 ICU 探视。

八、导管室感染管理

（一）建筑布局

布局合理，洁污分开。物品按照无菌、清洁、污染分开有序摆放。

（二）人员管理

1. 凡进入导管室内的工作人员，应更换专用的衣、裤、帽、口罩、鞋，帽子必须盖住头发，外出时应更换外出鞋，穿外出衣。手术完毕后，衣、裤、口罩等须放到指定地点。

2. 医护人员应严格无菌操作。操作前应进行外科手消毒。

3. 医护人员应做好自身防护。

(三)工作质量

1. 各类物品消毒灭菌符合国家规范。

2. 室内应保持清洁、整齐、干燥。每日术前用清水擦拭手术间内地面、物品表面,术后均需用清水再次擦拭,术中应随时清理血迹、排泄物、呕吐物,并用1 000 mg/L含氯消毒液擦拭,以免污染环境。

3. 遵守一次性使用无菌器械用品的管理规定。各类诊疗的器械必须遵照《医疗器械监督管理条例》的相关规定。一次性使用导管不得重复使用。一次性使用无菌医疗用品只能一次性使用。不得使用未经注册、无合格证明、过期、失效或者被淘汰的医疗器械。

4. 对国家药品监督管理部门审批的产品,其说明书未界定一次性使用的导管,严格按照去污染、清洗、灭菌的程序进行处理。

5. 传染病人使用过的导管不得重复使用。

九、口腔科感染管理

1、布局合理,符合功能流程,独立设置器械清洗消毒室和无菌物品存储室,与诊疗区域分区明确,并有明显标识。

2. 器械建议统一由医院消毒供应中心清洗、灭菌处理,若需自行清洗、打包,应配备器械清洗消毒设备,应设器械清洗、灭菌区域,配备专用的器械清洗池、配备超声清洗机、压力蒸汽灭菌器等。

3. 保持室内整洁,诊疗区域每日定时通风清洁,牙科综合治疗台及其配套设施污染后要随时消毒处理。

4. 医务人员进行口腔诊疗操作时,应戴口罩、帽子,可能出现病人血液、体液喷溅时,应戴护目镜。每次操作前及操作后应严格洗手或者手消毒。医务人员戴手套操作时,为每一位病人治疗后应更换手套并洗手或者进行手消毒。对口腔诊疗器械进行清洗、消毒或者灭菌的工作人员,在操作过程中应当做好个人防护工作。

5. 进入病人口腔内的所有诊疗器械,必须达到"一人一用一消毒或者灭菌"的要求。

6. 凡接触病人伤口、血液、破损黏膜或者进入人体无菌组织的各类口腔诊疗器械,包括牙科手机、车针、根管治疗器械、拔牙器械、手术治疗器械、敷料等,使用前必须达到灭菌。

7. 接触病人完整黏膜、皮肤的口腔诊疗器械,包括口镜、探针、牙科镊子等口腔检查器械、各类用于辅助治疗的物理测量仪器、印模托盘、漱口杯等,使用前必须达到消毒。

8. 接触病人体液、血液的修复、正畸模型等物品,送技工室操作前必须消毒。

9. 根据消毒与灭菌的不同方式对口腔器械进行包装,并在包装外注明消毒日期、有效日期。采用快速压力蒸汽灭菌器裸露灭菌后的物品,存放于专用灭菌容器内备用,使用时间不超过 4 h。

10. 牙科手机和需要灭菌的口腔诊疗器械,首选压力蒸汽灭菌的方法进行灭菌,或者采用环氧乙烷、等离子体等其他灭菌方法进行灭菌。

11. 压力蒸汽灭菌器专人负责,按照相关规定进行物理、化学、生物学监测。

12. 牙片室的拍 X 线片感光头使用一次性塑料套,一人一换。

十、重症烧伤病房感染管理

1. 工作人员进入病房衣帽整洁,进入重症烧伤病房要穿隔离衣。尽可能减少人员进出次数。

2. 严格遵守无菌技术操作规程,操作前后洗手,操作时戴口罩、帽子。

3. 物体表面及地面保持清洁,有污染时应先去除污染物,然后用含氯消毒剂 1 000 mg/L 擦拭。清洁工具明确区分,专区专用。用后含氯消毒剂 500 mg/L 浸泡 30 min,清水冲洗干净,晾干备用。

4. 有耐药菌感染时,每日用含氯消毒剂 500 mg/L 清洁物体表面及地面。

5. 体温表,用后流动水清洗、擦干,置戴盖塑料盒内用含氯消毒液500 mg/L浸泡30 min,冷开水冲净,纱布擦干。甩表机每周消毒一次,专人负责。

6. 被服、床单保持清洁,有污染时随时更换。病人出院后应做终末消毒。

7. 患有感冒、腹泻等可能会传播的感染性疾病时,应避免接触烧伤病人。

8. 严格探视制度,进入重症烧伤病房应洗手并穿隔离衣。

十一、净化病房感染管理

1. 净化病房属于Ⅰ类层流洁净病区应布局合理,设无菌室、过渡室、辅助室等,非本室工作人员不得擅自入内。

2. 严格执行净化病房的消毒隔离制度,入无菌室前必须严格洗手,穿无菌工作服、戴无菌口罩、帽子并更鞋。

3. 净化室内使用的物品,必须清洗、消毒。

4. 各过渡室的拖把,应严格区分使用。地面每日湿式清扫,受到血液、分泌物等污染时立即去除,并用1 000 mg/L含氯消毒剂消毒处理,拖把用后清洗、消毒、晒干备用。

5. 病人家属探视必须在规定的时间、地点进行,不得进入无菌区域。

十二、感染性疾病科感染管理

(一)建筑布局

1. 感染科病房单独设置,与普通病房分开,并设有单独出入口。

2. 感染病房内部布局流程根据洁、污分流原则划分污染区、半污染区和相对清洁区。

3. 相对清洁区包括 工作人员更衣室、值班室、会议室、各类库房、治疗室等。

4. 半污染区 护士站、医护办公室等。

5. 污染区 病室、病员浴室、厕所、走廊、处置间等。

6. 病房设置 以双人间为主,床间距应≥1.1 m。每病室均设单独卫生间。

7. 水龙头为非手触式。

8. (发热)门诊、肠道门诊各自设候诊区、诊室、治疗室、隔离观察室和专用卫生间;应设检验室、放射检查室、药房(或药柜)、治疗室。每室均应设流动水洗手设施和快速手消毒剂。

(二) 消毒隔离

1. 感染病人按病种分区候诊、诊治,分室收住。

2. 传染病病人一旦明确诊断立即转传染病区或传染病院。

3. 接触病人前后应流动水、皂液洗手或快速手消毒液擦手。两病人操作之间应更换手套并洗手。

4. 为病人进行各类穿刺、导尿、插管等侵入性无菌操作前,必须以流动水、皂液洗净双手,干手后戴无菌手套。

5. 发药车、病历车、病历夹等用品不得带入病房,保持该类物品清洁。

6. 接触病人后的可重复使用无菌物品,使用后放置密闭容器内,送消毒供应中心进行集中处置。

7. 听诊器、血压计等用后,可经75%乙醇擦拭消毒后备用;体温表专人专用。

8. 治疗盘使用后先作清洁处理,擦干备用;有可见血液体液污染物时,先清除污染物,再以1 000 mg/L含氯消毒剂浸泡30 min消毒,自来水漂洗,擦干后备用,或采用清洗消毒器处理。

9. 接触特殊感染病人(如气性坏疽及突发原因不明的传染病人)血液、体液的可重复使用物品,使用后立即以1 000~2 000 mg/L含氯消毒剂浸泡消毒30 min,流动水清洗后再进行消毒或灭菌处理。朊病毒感染病人的用品尽可能采用一次性使用物品,器械可采用1 mol/L氢氧化钠溶液浸泡60 min或134 ℃灭菌18 min,冲洗后按照常规清洗消毒。

10. 病人使用后的被套、床单等布类物品,以专用被服回收袋回收,由洗涤公司作单独清洗、消毒处理。

11. 严格执行医疗废物管理规定。医疗废物双层黄色垃圾袋收集,封口后密闭转运;一次性注射器、输液器使用后,针头等利器经分离后以标准利器盒收集,封口后密闭转运。

第四节 监督管理

一、消毒药械管理

感染管理科必须对采购、储存、使用及监测的全过程进行监督管理。公用消毒剂及消毒器械应由医院采购部门统一采购,临床使用科室不得自行采购。具体应符合如下要求:

(一)采购要求

1. 采购部门应根据临床需要和医院感染管理委员会对消毒剂及消毒器械选购的审定意见进行采购。

2. 采购消毒产品时,应当索取下列有效证件:生产企业卫生许可证复印件;产品备案凭证或者卫生许可批件复印件。

(二)入库要求

1. 消毒产品入库时必须查验生产企业卫生许可证复印件、产品备案凭证或者卫生许可批件复印件,监督进货产品的质量,并按有关要求进行登记。

2. 产品标签上必须标有批准文号、生产日期、有效期、注册商标、厂名厂址、有效成分、有效浓度和使用方法等,入库时必须逐项查验,如有不符及时与采购部门及医院感染管理部门联系。

3. 产品说明书上内容应与卫生许可批件批准内容及抽检结果一致。

4. 查看产品合格检验证明。

5. 消毒剂入库后应按相应保存要求专区或专柜分类放置。

(三)科室使用要求

1. 接受消毒技术培训,掌握消毒知识,并按规定严格执行消毒隔离制度。

2. 根据待消毒物品的性质合理使用消毒剂。

3. 准确掌握消毒剂及消毒器械的使用范围、使用浓度、配制方法、更换时间、注意事项等。发现问题,及时报告医院感染管理科予以解决。

4. 根据消毒、灭菌剂的性能定期做好监测。

(四)监督管理要求

1. 医院感染管理委员会负责对全院使用的消毒剂及消毒器械进行监督管理。

2. 感染管理科按照国家有关规定,具体负责全院消毒灭菌剂的购入、储存和使用的监督、检查和指导,对发现的问题应及时汇报医院感染管理委员会。

3. 医院新进消毒剂及消毒器械必须经医院感染管理委员会讨论、审定。

4. 感染管理科必须接受上级管理部门的消毒隔离业务培训、技术指导与考核,并组织本院的业务培训与技术指导。

5. 感染管理科必须定期对医院使用中的消毒剂及消毒器械进行生物监测。

6. 感染管理科应定期对消毒隔离制度实施情况、消毒灭菌效果监测结果进行汇总分析,及时发现问题提出整改措施并督促纠正与实施。

7. 设备管理部门应定期对消毒器械进行维护,以确保其正常使用。

二、一次性医疗无菌用品管理审核

(一)医疗器械采购及首次经营品种审核制度

1. 供方必须具有工商部门核发的营业执照,加盖本企业印章的《医疗器械生产企业许可证》、《医疗器械产品注册证》的复印件及产品合格证,加盖本企业印章和企业法定代表人印章或签字的企业法定代表人的委托授权书原件,委托授权书应明确授权范围;销售人员的身份证。

2. 采购的国产产品必须具有有效的《医疗器械注册证》及医疗器械产品生产制造认可表,同时该产品必须是在供方《医疗器械生产企业许可证》或《医疗器械经营企业许可证》的产品范围内。

3. 采购的进口产品必须具有有效的中华人民共和国《医疗器械注册证》及医疗器械产品注册登记表,同时该产品必须是在供方《医疗器械经营企业许可证》的产品范围内。

4. 首次经营的品种应建立质量审核制度。质量审核包括:索取产品技术标准、质量检验报告书,必要时对产品和企业质量体系进行考察,签订质量保证协议,并建立质量档案。

(二) 医疗器械进货检验制度

1. 验收人员必须严格依据有关标准及采购合同对购入产品进行逐批检查验收,各项检查要完整、规范,并且要有记录。验收合格,验收人员应在医疗器械入库凭证上签章。

2. 查验项目应包括:

(1) 产品的名称、规格型号、数量等基本信息是否与进货票据一致。

(2) 产品外观是否符合有关标准的要求,是否完好。

(3) 标识是否清楚、完整。

(4) 进口医疗器械应有中文标签、中文说明书。

(5) 需特殊管理的产品:骨科植入医疗器械、填充材料、植入性医疗器械、婴儿培养箱及角膜塑形镜,按国家有关规定及相关标准进行检验,一次性使用无菌医疗器械按照国家食品药品监督管理局《一次性使用无菌医疗器械监督管理办法(暂行)》的规定执行。

(6) 符合相关法规或购货合同规定的其他要求。

3. 检验记录　产品名称、生产单位、供货单位、规格型号、生产日期、出厂编号、检验项目、检验结果、检验日期、检验人。

4. 购进验收记录　应保存至产品有效期可使用期限过后一年以上。

三、抗菌药物临床应用的管理

1. 医疗机构应设置药事管理委员会全面负责抗菌药物的管理。由院长(或分管院长)任主任委员,并全面负责此项工作。药事管理委员会成员应由医院感染管理科、医务处(科)、临床抗感染专业、临床微生物专业及临床药学等多学科专家组成。药事管理委员会应定期对抗菌药物应用情况、全院微生物监测情况、细菌耐药情况及医院感染情况进行总结、分析和通报;及时为临床提供抗菌药物信息及临床经验用药方案;指导临床抗菌药物使用。医院应将临床抗菌药物应用的管理纳入医院医疗质量管理和综合目标考核中,要有具体的管理办法并有保证实施的监督措施。

2. 医疗机构要严格按照《抗菌药物临床应用指导原则》中围手术期抗菌药物预防性应用的有关规定,加强围术期抗菌药物预防性应用的管理,改变过度依赖抗菌药物预防手术感染的状况。要重点加强清洁手术预防使用抗菌药物的管理和控制。清洁手术一般不预防使用抗菌药物,确需使用时,要严格掌握适应证、药物选择、用药起始与持续时间。

3. 医疗机构要进一步加强氟喹诺酮类药物临床应用管理,严格掌握临床应用指征,控制临床应用品种数量。应严格控制氟喹诺酮类药物作为外科围术期预防用药。

4. 医疗机构要按照《抗菌药物临床应用指导原则》中"非限制使用"、"限制使用"和"特殊使用"的分级管理原则,建立健全抗菌药物分级管理制度,明确各级医师使用抗菌药物的处方权限。"特殊使用"抗菌药物须经由医疗机构药事管理委员会认定、具有抗感染临床经验的感染或相关专业专家会诊同意,由具有高级专业技术职务任职资格的医师开具处方后方可使用。

5. 医疗机构要按照《抗菌药物临床应用指导原则》要求,加强临床微生物检测与细菌耐药监测工作。三级医院要建立规范的临床微生物实验室,提高病原学诊断水平,定期分析报告本机构细菌耐药情况;要根据全国和本地区细菌耐药监测结果,结合本机构实际情况,建立、完善抗菌药物临床应用与细菌耐药预警机制,并采取相应的干预措施。二级医院应制定和逐步完善条件,在具备相应的专业技术人员及设备后,建立临床微生物实验室。不具备条件的可成立地区微生物中心实验室或依靠邻近医院的微生物实验室开展工作。

6. 具体目标

(1) 各级卫生行政部门和医疗机构抗菌药物临床应用管理组织和制度体系健全。

(2) 抗菌药物临床应用技术支撑体系完善。

(3) 三级医院、二级医院抗菌药物品种一般分别控制在50种、35种以内。

(4) 二、三级医院同一通用名称注射剂型和口服剂型各控制在2种以内,处方组成类同的复方制剂控制在1～2种。

(5) 二、三级医院三代及四代头孢菌素(含复方制剂)类抗菌药物口服剂型不超过5个品规,注射剂型不超过8个品规;碳青霉烯类抗菌药物注射剂型不超过3个品规,氟喹诺酮类抗菌药物口服剂型和注射剂型各不超过4个品规,深部抗真菌类抗菌药物的品种不超过5个品规。

(6) 医疗机构住院患者抗菌药物使用率不超过60%,门诊患者抗菌药物处方比例不超过20%,抗菌药物使用强度力争控制在40DDD/(100人·天)以下。

(7) 医疗机构类切口手术患者预防使用抗菌药物比例不超过30%;住院患者外科手术预防使用抗菌药物时间控制在术前30 min至2 h,Ⅰ类切口手术患者预防使用抗菌药物时间不超过24 h。

(8) 50%的县级医院和全部三级医院利用信息化手段监测抗菌药物临床应用情况。

(9) 二级以上医院接受抗菌药物治疗住院患者微生物检验样本送检率不低于30%。

(10) 二级以上医院细菌耐药监测工作开展率100%。

(11) 卫生行政部门和医疗机构对抗菌药物临床不合理使用情况规范查处率100%。

(12) 2011年年内,二级以上综合医院抗菌药物收入占医院药品收入的比例下降10%以上。

四、建筑设计审核

根据预防医院感染和卫生学要求,对本医院的建筑设计、重点科室建设的基本标准、基本设施和工作流程进行审查。审查重点包括:① 设计的重点科室建筑布局及流程应符合国家相关规范要求;② 整个布局应充分考虑洁污相对区分;③ 按照该设计,符合感控的流程是最便捷的;④ 真正使用的功能区域应能满足实际工作需要(如面积足够大等);⑤ 应最有效的利用自然通风、自然采光等;⑥ 工作区域应与辅助区域相对区分又交通方便;⑦ 在条件允许的情况下,分设工作人员通道及患者通道。

对于有条件的医院,建筑设计可以通过医院感染管理委员会内部审核。但对于医院感染管理专职人员从事本专业时间短,经验不足的,建议由医院向上级行政主管部门提出申请,由上级行政主管部门委派专家参加设计审核。

五、医疗废物管理

(一) 医疗废物分类收集要求

1. 必须放入黄色垃圾袋　棉球、纱布等接触患者血液、体液、分泌物的物品;引流袋、各种手套、一次性使用医疗用品、一次性医疗器械等不论是否被污染,化疗药瓶一律作为医疗废物处理。

2. 放入利器盒　各种医用针头、缝合针、各种手术刀、手术锯等。

3. 放入塑料桶　二甲苯等液体。

4. 医疗废物中病原体的培养基、标本和菌种、毒种保存液等高危险废物,应当首先在产生地点进行压力蒸汽灭菌或者化学消毒处理,然后按感染性废物收集处理。

5. 黄色垃圾袋有"警示"标识,放入黄色垃圾袋的医疗废物,不得再取出。医疗废物达到3/4满时,应有效封口。

(二)医疗废物运送操作规程

1. 运送人员运送医疗废物时,应穿戴防护用品。
2. 每天按规定的时间、路线运送至暂存地。
3. 运送前应称重并登记。
4. 运送车辆需防渗漏,易于清洁、消毒。
5. 运送结束,及时清洁消毒运送工具。

(三)医疗废物暂存、登记操作规程

1. 医疗废物暂存地应防鼠、防蚊蝇、防蟑螂、防盗、防渗漏;易于清洁消毒。
2. 暂存地专人管理,应有"警示"标识和"禁止吸烟、饮食"的标识。非专业人员不得接触。
3. 暂存地医疗废物48 h内运送。
4. 医疗废物转出时对暂存地及时清洁、消毒。
5. 产生和运送部门对医疗废物来源、种类、重量、时间、经办人签名并进行登记。

备注:输液软袋、塑料瓶、安瓿、小药瓶、卫生巾、婴儿尿不湿作为生活废物处理。

(四)医疗废物管理职责

1. 医院法定代表人为第一责任人。
2. 总务科负责日常管理。
3. 医院感染管理科负责监督管理。
4. 临床科室主任为病区医疗废物管理责任人,护士长具体负责监督、指导、管理。

第五节 培 训

一、培训要求

1. 新入职人员(医、护、工)培训 上岗前须接受不少于3个学时培训,并进行相应的考核。工勤人员调动时,须重新进行培训,培训考核合格方可上岗。

2. 在院工作人员(医、护、工)培训 全院临床医护人员包括医技人员、护士、研究生、进修生、实习生。培训时间:每年不少于6学时。在职工勤人员每年不少于2次。

3. 专职人员培训

(1) 感染管理专职人员实行岗位培训制度,持证上岗,并定期完成相应的业务学习。专职人员从事本专业满一年,应取得岗位培训合格证书。

(2) 省内岗位培训由各市院感质控中心具体组织,省院感质控中心统一核发岗位培训证书。国家级岗位培训由全国培训基地具体组织。

(3) 专职人员每年应参加本专业继续医学教育培训并完成省市质控中心规定的业务学习不少于16学时。专职人员每2年至少参加省市本专业学术交流会一次。部门负责人每年应参加省专业学术交流会。专职人员从事本专业满四年,应具有上级医院短期进修经历。从事感染管理工作的专职人员应当具备临床工作经历或经临床科室轮转满2年。

4. 兼职人员培训 包括兼职从事医院感染管理的人员、各科室医院感染质控护士、质控医师、质控检验师,培训时间每年不少于8学时。

二、培训方式

培训会议、学术交流、各类继续教育、网络培训、座谈、观看宣传教育片等。

三、培训内容

（一）培训内容

1. 法律法规　国家颁布的相关法律、法规、部门规章、标准等。

2. 专业知识

（1）医院感染学科发展的新进展。

（2）医院感染的发病机制、临床表现、诊断和鉴别诊断、治疗及预防措施。

（3）抗感染药物学、临床微生物学、分子生物学、临床疾病学、医院流行病学、统计学的有关内容。

（4）医院感染常见病原菌及耐药现状。

（5）临床微生物的标本采集与运送、微生物药敏试验及正确判断。

（6）抗菌药物的种类、用药策略与使用管理。

（7）不同传播途径：院内感染的预防，导管相关感染的预防、手术部位医院感染的预防。

（8）消毒学基本原理与进展，消毒技术的正确选择、应用与质量控制。

（9）医院隔离技术与正确应用。

（10）医疗废物管理。

（11）医院感染监测方法。

（12）医院感染的暴发与处置。

（13）手卫生与感染控制。

（14）医务人员的职业安全管理。

3. 本院医院感染的特点、管理要点及控制措施。

4. 各级卫生行政部门组织的培训班及学术活动有关进展。

（二）培训重点

1. 医生（包括检验等医技人员）　着重于医院感染概论、医院感染诊断标准及监测、医院感染相关法律法规、操作规程、细菌耐药机制、抗感染药物合理应用与抗感染治疗新知识、侵入性操作相关医院感染的预防与控制、手卫生与感染控制、临床微生物标本的正确采集与运送、医务人员职业安全与个人防护、医院感染暴发和处理步骤、医院清洁、消毒灭菌与隔离、无菌操作技术、医疗废物的管理等方面的培训。

2. 护理人员 着重于医院感染诊断标准、医院感染监测、医院清洁、消毒灭菌与隔离、无菌操作技术、消毒灭菌药械的合理应用与强度监测、重点科室的医院感染管理、医院感染相关法律法规、操作规程、一次性无菌医疗用品的医院感染管理、医院感染暴发和处理步骤、手卫生与感染控制、临床与环境微生物标本的采集与运送、医务人员职业安全与个人防护、侵入性操作相关感染的预防、医院隔离技术与正确应用、医疗废物管理等方面的培训。

3. 工勤人员 着重于预防和控制医院感染的基础卫生学、医院消毒灭菌、隔离的基本知识、清洁程序及清洁方法、消毒剂的正确使用、手卫生知识、职业安全与个人防护、医院废物管理、污水处理、污物无害化处理、太平间管理、餐具卫生洁具消毒、洗衣房管理与消毒等方面的培训。工勤人员的培训主要由各科院感质控护士承担。

4. 各级管理人员 应了解医院感染管理工作及理论的进展,医院感染管理的要点及相关管理知识;感染管理主管院长、医务处(科)长、护理部主任应参加各级卫生行政部门组织的有关培训和会议。

第六节　医院感染预防与控制方面的科研工作

一、医院感染科研选题与立题的原则与方法

（一）选题的原则

1. 需要性原则　选题的方向必须从国家经济建设和社会发展的需要出发,尽量选择在医院感染控制事业中有重要意义或迫切需要解决的关键问题。选择对人群危害以及对社会、经济影响程度较大的重点问题。研究重点应放在医院感染发病率高的重点人群、重点感染部位和医院感染的高危因素。

2. 创新性原则　创新是科研的生命线。缺乏创新性,就会失去科研立题的前提。若为理论课题,要求有新观点、新发现,得出新结论。若为应用课题,则要求发明新技术、新材料、新工艺、新产品;或是把原有技术应用于新领域。

3. 科学性原则　选题的科学性是指选题的依据与设计理论的科学性。选题时要以自然辩证法为指导思想,与客观规律相一致,以事实为依据,从实际出发,尽可能做到具体、明确。设计的科学性包括专业设计和统计设计的科学性。

4. 可行性原则　可行性原则指具备完成和实施课题的条件。为达到科研选题的可行性,必须做到：

（1）申请者除技术职称符合规定外,还需具有一定的研究经验和完成课题的研究能力。

（2）课题组全体成员是一支知识与技术结构合理的队伍。

（3）与申请课题有关的研究工作,已有一定的前期工作积累。

（4）具备完成课题的客观条件,如研究手段、临床病例、研究时间和协作条件等。

5. 效益性原则　对于基础课题要求具有理论意义和潜在的应用价值,对于应用课题要求具有经济效益或社会效益,以最小的科研投入获得最大的经济效益或社会效益。

6. 伦理学原则 即研究项目立题时务必确保有科学依据的基础上,证明是有效的和安全的;尊重患者决策的权利,向进入试验的患者说明情况,签署知情同意书,进入试验后,患者有权自行终止或退出;研究者应对试验组和对照组的试验对象都予以同等的服务照顾,特别是在盲法试验条件下要制定详细观测指标,严防不良反应损害患者的健康。

(二)选题的方法

在确定研究项目时,要抓住某些关键、尚未解决的难题作为切入点。选题的基本方法有,从招标范围中选题,如国家自然科学基金委员会定期公布的项目指南;从碰到的问题中选题;从文献的空白点选题;从已有课题延伸中选题,根据已完成课题的范围和层次,从其深度和广度中挖掘出新颖的题目。有步骤地筛选课题可以节省时间并使研究具有意义。医院感染管理工作中可以选题的范围非常广泛,如:对医院感染有关病因及发病危险因素的研究、医院感染预防和干预措施的研究、耐药菌的感染及对策的研究、医院感染管理的经济学研究、医院消毒与灭菌效果的监测与管理、手卫生与医院感染控制研究、医务人员职业安全与防护研究、医院感染管理新模式的探索研究等等。

二、医院感染科研设计的原则

(一)随机化原则

目的是为了防止对研究对象的选择或分组分配时人为的主观因素的干扰。

1. 随机抽样 随机抽样是指被研究的样本是从总体中随机抽取的,每一个研究对象被抽中的机会是相等的。为了避免选择偏倚,同时要使样本能反映出总体,减少误差,只有采取随机化的抽样方法,才能达到目的。

2. 随机分组 将随机抽样的样本(或连续的非随机抽样的样本)应用随机化分组的方法,使其都有同等的机会进入"试验组"或"对照组",接受相应的试验处理。提高组间的均衡性,使研究结果具有良好的可比性。

3. 随机化的方法　常用的随机化方法有以下3种：

(1) 抽签法：如果研究对象不多，可以采用抽签法达到随机化抽样、分组的目的。

(2) 随机数字表法：常用于随机抽样研究及对病人的随机分组。随机数字表内数字互相独立，无论从横行、纵列或斜向等各种顺序读取，均呈随机状态。使用随机数字表可以从任何一个数字开始，按任何一个顺序选择均可。

(3) 电子计算机或计算器随机分组：利用电子计算机或计算器中的随机编码号0.000～0.999，可进行随机分组。如果设0.5或0.5以下的编号为试验组，那么＞0.5就属于对照组。

(二) 对照原则

对照是比较的基础，不设对照或对照不完善，在很大程度上影响试验结果的可靠性和重复性。实验组与对照组各项条件应尽量相同（除了研究因素不同外），两组具有可比性，以抵消非研究因素的干扰和影响。

1. 同期随机对照　同期随机对照可应用于病因学研究、防治措施评价和诊断性试验研究。设立同期随机对照应注意，试验组和对照组的研究对象诊断一致，具有明确的诊断标准和纳入研究标准；纳入研究的对象无偏倚地、随机地分配到试验组和对照组；试验组和对照组的研究要同步。

2. 自身对照　受试对象自身在前、后两个阶段，分别用两种不同的药物治疗或干预措施，最后对比两种药物或干预措施的效果。

3. 历史性对照　历史性对照是将新的干预措施的结果与过去研究的结果做比较，是非随机分配的非同期对照。该方法节省时间和经济开支，但有局限性及偏倚，并且可比性差。

4. 配对对照　为了消除某些混杂因素干扰组间的可比性，使得研究结果的真实性得以增强，可将试验组的对象按配对因素选择与对照组相配对。例如,年龄、性别或病情程度的相互配对,通常以1∶1或1∶2配对,不宜＞1∶4。

(三) 重复性原则

重复是消除非研究因素影响的又一重要手段。足够的样本例数,可使均数逼真,并稳定标准差,只有这样来自样本的统计量才能代表总体的参数,统计推断才具有可靠的前提。应该在保证结果具有一定可靠性的条件下,确定最低的样本例数,以便节约人力和经费。

三、医院感染研究常用的设计方案

(一) 定群研究

定群研究也称队列研究,是一种用于分析暴露和疾病(或临床事件)之间因果关系的分析性研究设计方案。将被观察的人群按是否暴露于某因素下,分成暴露组与非暴露组,随访适当长的时间,比较两组之间所研究疾病(或临床事件)的发生率(或死亡率)的差异,以研究疾病与暴露之间的因果关系。队列研究的研究对象按暴露与否分组,其暴露与否在客观上已经存在,研究者是不能控制的,并且是暴露在前,疾病在后,因此从因果关系看,是由因找果的研究,研究需要有一段纵向的随访期,病例与对照在随访期内逐渐自然形成,未经选择,因此队列研究是一种前瞻性的研究或纵向的随访研究,能直接计算两组的发病率、死亡率和相对危险度,并且可以调查一个暴露因素和多个结局的关系。

队列研究可按研究时间不同分为前瞻性队列研究和回顾性队列研究,前瞻性队列研究从"现在"开始收集队列,回顾性队列研究从"过去"开始收集队列。一般前瞻性队列研究设计比较合理,收集的资料常正确可靠,回顾性队列研究常用过去为其他目的收集的资料,因此质量常受到影响。

(二) 病例对照研究

病例对照研究是一种用于分析暴露和疾病(或临床事件)之间因果关系的分析性研究设计方案。是选择具有所研究疾病(或临床事件)的一组病例组与一组无此病(或临床事件)的对照组,调查他们的暴露情况,比较两组的暴露率或暴露水平的差异,以研究该疾病(或临床事件)与暴露的关系。如果病例组的暴露率或暴露水平明显高于对照组,则认为该暴露因素与疾病或事件有联系。

(三)横断面研究

横断面研究是在某一时点相当短的时间内(如1日、1周或1月)对某一人群中有关疾病或临床事情的患病状况及其影响因素进行调查。因此又称现况研究或现患率研究。

(四)病例分析和个案报道

个案报道是有关单个或10例以下病例的详尽临床报道,是对罕见病进行临床研究的主要形式,也是唯一的方法。个案报道至今仍是研究临床医学的重要方法之一。

第四章 医院感染管理工作质量考核

一、组织管理
【考核标准】
1. 建立医院感染管理委员会,并能有效地开展工作。
2. 按照国家法规的要求,设立医院感染管理部门,并有成效地开展工作。
3. 医院感染管理部门按照要求配备合理的医院感染专职人员,人员资格符合《江苏省医院感染管理专职人员管理办法(试行)》要求,职责到位。
4. 各临床医院感染管理小组根据本科室的需要进行医院感染监测、控制与管理工作。
5. 医院三级网络建立切实可行的医院感染管理方案与制度。
6. 医院行政部门给予具体的医院感染管理保障措施,医院感染管理工作质量考核应纳入全院医疗质量考核。

二、感染管理部门工作内容考核
【考核标准】
(一)监测
1. 制定切实可行的医院感染监测计划,并按照计划进行监测。
2. 病例监测计划内容应根据行业推荐标准制定并符合医院的实际情况,兼具实用性及可操作性。
3. 按照有关规定对使用中的消毒剂、灭菌剂有效浓度和灭菌效果进行监测。怀疑医院感染的流行或暴发与消毒剂或灭菌剂有关时,须进一步查明确切原因;如果医院感染病例监测发现医院感染的流行或暴发与医疗用品的消毒、灭菌有关或消毒灭菌方法不正确时,应当改进消毒灭菌方法并增加对医疗器械消毒、灭菌效果的监测频率与内容。

4. 怀疑医院感染的流行或暴发与环境卫生相关时进行环境卫生学监测,根据监测结果分析其与医院感染的流行或暴发的关联性。

5. 制定耐药菌监测的具体实施方案,及时了解细菌耐药的发生、发展趋势,并有向感染管理委员会及临床科室的反馈机制。

（二）日常监督管理

1. 对新建、改、扩建的医疗建筑设计提出具体审核意见并按照意见进行改造。

2. 医院感染管理部门应对消毒药械、一次性医疗无菌用品的购进、使用等情况进行审核和管理。

3. 医院感染管理部门应对各科室感染控制措施的落实情况进行监督检查,并有针对性的提出改进办法,有据可查。

4. 根据卫生部门相关文件精神,制定并实施抗感染药物使用的管理制度;对感染性疾病的病原学检测、药敏试验等工作进行质量控制,定期对医院抗感染药物应用情况、常见感染部位病原谱监测数据进行调查、分析并将数据反馈至临床科室及医院感染管理委员会。

5. 结合医院的实际情况,制定符合自身特点的医疗废物管理规定和要求,管理措施涵盖医疗废物的产生、分类收集、暂存和医疗废物的交接等相关环节。

6. 制定针对医务人员医院感染预防与控制的相关制度,包括医务人员锐器伤报告及处理、医务人员职业暴露报告及处理、医务人员发生不明原因肺炎的监测与报告等。隔离工作符合感染控制要求,重点感染部门的职业暴露有防护措施和防护用品,落实到位。

（三）重点科室监督管理与重点部位感染预防与控制

1. 医院感染管理重点科室的布局与流程合理。新建、改建、扩建的医疗用房经感染管理部门审核,符合感染控制流程规范。

2. 有针对重点科室特点的消毒隔离制度及落实的具体措施。

3. 重点科室各种用品的消毒与灭菌符合要求,具有监测、监督、检查及整改措施与记录。

4. 重点科室工作人员了解本科室工作特点及薄弱环节,掌握预防和控制感染的知识与技能。

5. 呼吸道、手术部位、泌尿道、血流相关等重点部位感染控制措施符合相关要求,落实到位。

三、教育培训与科研

【考核标准】

1. 医院感染管理部门制定全院医务人员与医院感染专职人员的分类培训计划,并具体落实。

2. 培训计划内容完整。包括培训的目的、对象、内容、形式及时间安排如年度时间安排表和各类人员的培训时间要求、师资、教材(讲义、课件)和考核测评记录等。

3. 有针对进修与实习医务人员医院感染监测、控制与管理知识的继续教育与培训。

4. 有条件的医疗机构应根据自身实际情况适时开展医院感染相关课题研究。

四、手卫生

【考核标准】

1. 有符合《手卫生规范》要求的医院手卫生制度,并有具体的落实措施。

2. 有对医务人员手卫生的宣传与培训。

3. 医院各部门的手卫生设施符合要求,包括配备流动水、皂液、速干手消毒剂和干手设施等。

4. 现场考核医务人员洗手与手消毒达到《手卫生规范》要求。

五、医院感染流行和暴发的报告与控制

1. 建立控制医院感染流行或暴发的预案。

2. 具有及时发现、确认和报告医院感染流行和暴发的机制与措施,报告时限符合相关规定要求。

3. 医院感染流行或暴发控制工作完成后,有针对此次医院感染流行或暴发的原因分析与情况总结,并制定改进措施,有书面材料可查。

六、感染管理部门的自我评价制度

医院感染管理部门应制定对自身工作的自我评价制度,能定期对履职情况进行自我评估,能针对存在的问题进行持续的质量改进。

附件：

江苏省医院感染管理质量评价标准
（暂行）

江 苏 省 卫 生 厅
二〇〇八年二月

项目	基本要求	评价细则	标准分	考评方法	扣分标准
1.组织管理（4分）	1-1 感染管理三级组织健全并履行职责	感染管理委员会定期讨论医院感染相关问题，医院感染管理工作纳入全院医疗质量考核范围。	1	查看资料考核主任或副主任委员	主任及副主任对会议内容知晓情况完全不了解扣1分，部分不了解0.5分。
		实际床位≥100张的医院设立独立的感染管理科，直属院长或主要分管院长领导，每250张床位配备1名专职人员，三级医院须配备临床医师或微生物学专业人员。	2	查看专职人员数量	专职人员数量不合要求扣1分；感染管理科表其他职能处室扣1分；发现该项造假扣4分并通报批评。
		临床感染管理小组负责科室感染管理相关工作。	1	抽查1~2个病区	无管理小组扣1分。

95

项目	基本要求	评价细则	标准分	考评方法	扣分标准
2. 建筑布局、设施设备和流程（8分）	2-1 医院各部门，特别是重点部门的建筑布局，设施设备和工作流程符合医院感染控制的要求	(1)手术室的布局合理，洁污区分明确；有净化系统或动态空气消毒； (2)中心消毒供应室的三区划分清楚，布局合理，物流由污到洁，无交叉逆行； (3)ICU通风良好；床单位使用面积不少于9.5m²； (4)儿科新生儿室床单位面积不少于3m²，监护室(区)不少于6m²； (5)消毒内镜中心(室)有独立的内镜清洗消毒室、通风良好（消毒内镜包括胃镜、肠镜、纤维支气管镜、喉镜等）； (6)感染性疾病科病房和门诊布局与设备符合要求； (7)血液透析室布局合理，复用室符合要求； (8)手术相关科室建筑布局与设备符合要求。	6	每次抽查1~2个重点部门	不合要求，每项酌扣1~4分。

96

项目	基本要求	评价细则	标准分	考评方法	扣分标准
	2-2 医院改建、扩建与新建设施通过医院感染管理委员会审核	医院的改建、扩建和新建方案有医院感染管理委员会的审核意见。	2	查看资料	过去一年医院的改建、扩建和新建方案，没有审核扣 2 分；仅部分项目有审核扣 1 分。
3. 全员专业培训(14分)	3-1 专职人员参加国家级或省市级岗位培训，每年接受相关专业培训	所有专职人员有岗位培训证书(工作满1年)；每年市级以上专业培训不少于 16学时；每 3 年至少有一次省级以上的培训或学术交流活动；考核专职人员相关知识掌握情况。	5	查看培训证明材料并现场考核	无岗位证书，每人扣 1 分；培训学时不足每人扣 0.5 分；考核成绩 70% 合格不扣分，每下降 10% 扣 1 分，每提高 10% 加 1 分。
	3-2 新职工了解医院感染基本知识	新职工(含进修实习生)上岗培训不少于 3 学时；对新职工抽考培训相关知识。	3	现场考核	考核成绩 70% 合格不扣分，每下降 10% 扣 1 分；每提高 10% 加 1 分(本年度无新职工，则查前一年)。
	3-3 在职人员掌握医院感染相关知识	开展各种形式医院感染相关知识和技能培训每年不少于 4 次，考核各级各类人员相关知识。	6	现场考核	考核成绩 70% 合格不扣分，每下降 10% 扣 1 分；每提高 10% 加 1 分。

项目	基本要求	评价细则	标准分	考评方法	扣分标准
4.消毒灭菌管理（20分）	4-1 消毒剂和消毒器械管理符合相关法规、规范	消毒剂和消毒器械的使用（如消毒对象、使用浓度、作用时间等）符合要求；医院能现场出示使用中消毒剂和消毒器械的卫生许可等相关证件。	3	在门诊、病房或重点科室抽查2处消毒剂和消毒器械实际使用情况	消毒剂和消毒器械使用不符合批件要求的情况扣0.5～2分；无法出示批件扣2分。
	4-2 执行国家消毒技术规范	所有无菌包器械清洗质量、包装质量及消毒灭菌质量符合相关要求；进入人体无菌组织灭菌，接触皮肤与黏膜的器械必须消毒；血液透析机、透析器消毒符合相关规范。	8	现场查看供应室及重点科室（如手术室、口腔科、ICU等）无菌包内器械	无菌包质量不合格，扣1分/包（如器械有锈渍、血迹；包布有破损或污渍，装有错误等）；灭菌方法选择错误，扣1分/种（如缝针、缝线等采用戊二醛浸泡；粉剂、油剂用压力蒸汽灭菌机、透析器消毒透析机，透析器消毒不符合相关规范扣1分。

项目	基本要求	评价细则	标准分	考评方法	扣分标准
	4—3 口腔科、内镜及其配件的消毒灭菌符合要求	内镜数量和诊疗人数应相匹配，以保证消毒灭菌时间；消毒内镜(含胃镜、肠镜、支气管镜、喉镜、阴道镜等)一用一消毒；灭菌内镜(含膀胱镜、关节镜、脑室镜、膀胱镜、宫腔镜等)一用一灭菌；接触破损黏膜或血液的内镜附件(包括活检钳、细胞刷、切开刀等)一用一灭菌；口腔诊疗器械消毒灭菌符合要求；口腔诊疗器械、内镜及多酶浸泡、结构复杂、多缝隙器械加超声清洗。	6	现场检查	采用2%戊二醛浸泡，胃镜、肠镜诊疗人数≥3人/小时/根扣3分；支气管镜≥2人/小时/根扣3分；统计酶用量，不符扣1分；灭菌内镜(腹腔镜等)采用灭菌方法，灭菌时间不符合者，扣2分；检查口腔科手机数量与诊疗人数应相匹配情况，不匹配扣1分。
	4—4 一次性使用医疗用品管理	一次性使用医疗用品购进、储存、使用及用后管理符合相关法规要求。	1	抽查1~2个重点部门的1~2种用品	资质、储存及用后等情况不合格者，每种扣0.5分。
	4—5 消毒灭菌记录与质量持续改进	对消毒灭菌、监测过程及发现的问题有及时记录和改进措施；消毒灭菌不合格者不得发放，已发放的及时召回。	2	现场检查手术室和中心消毒供应室	没有记录和质量改进分析，每一处扣1分；不合格者未及时召回扣1分。

项目	基本要求	评价细则	标准分	考评方法	扣分标准
5.医院感染暴发流行(3分)	及时发现、确认、报告和控制医院感染暴发流行	有医院感染暴发的报告制度和控制程序；通过医院感染监测资料或其他途径如微生物监测登记资料，发现医院发生的医院感染暴发、调查、确认及控制措施完成后，进行分析与总结，有书面材料可查；及时向卫生行政部门报告情况。	3	抽查医生、护士、微生物检验人员各1人对感染暴发定义的认知程度	医务人员无认知，每位扣0.5分；查看报告和控制制度，无制度扣0.5分；发生暴发未向有关部门报告者扣0.5分。
6.医院感染监测(16分)	6—1 病例监测：以前瞻性调查方法开展全面综合性监测；或在上述性监测方法开展2年以上后改为目标性监测+现患率调查	以前瞻性方法开展全面综合性监测覆盖所有病区，监测数据准确，漏报率≤20%；或者开展目标性监测的医院，目标性监测调查的医院，同时每年开展现患率调查不少于1次。	5	查看过去一年监测资料	未开展病例监测扣5分；仅有回顾性调查扣2分；漏报率≥20%以上有效的全院监测的2分；基线开展目标性监测的医院，无2年基线开展目标性监测而年度无现患率监测扣1分。

项目	基本要求		评价细则	标准分	考评方法	扣分标准
	6-2 消毒灭菌效果监测符合要求	6-2-1 灭菌器效果监测	所有使用压力蒸汽灭菌、环氧乙烷、过氧化氢等离子体等灭菌器的科室，须按照相关规范开展各项监测；监测方法正确预真空压力灭菌器每日进行B-D测试；无菌包外粘贴化学指示胶带，高危险包内有化学指示卡。	3	现场检查1~2处压力灭菌器和其他灭菌器	每处缺一项扣0.5分；方法不正确扣0.5分。
		6-2-2 紫外线辐照强度监测	紫外线灯使用与监测符合相关要求。	0.5	现场检查1~2处紫外线强度监测登记	监测少于2次/年扣0.5分。
		6-2-3 消毒剂消毒效果监测	按照规定监测消毒剂浓度并记录。	0.5	查看内镜室消毒剂浓度监测情况	无监测记录扣0.5分；现场测试，有监测记录但实际使用浓度不符合扣0.5分。
			使用中的消毒剂每季度灭菌剂每月进行生物监测，监测方法正确。	2	现场检查重点科室	未开展监测或无记录扣2分；有记录但方法不正确扣1分。
		6-2-4 生物指示物	所有生物指示物获得卫生许可证件并在有效期内使用。	1	现场检查重点科室在用的生物指示物	无证件扣1分，过期扣0.5分。

项目	基本要求	评价细则	标准分	考评方法	扣分标准
	6-3 环境卫生学监测	取消日常环境卫生学监测；不定期开展重点部门（如ICU、手术室、产房、烧伤病房等）环境卫生学监测；当医院感染暴发怀疑与环境相关时，进行环境卫生学监测；建议加强洁净设施的使用维护与监测。	1	现场查看采发记录并现场了解采样方法	不正确扣0.5分；已开展洁净设施的使用维护与监测的加1分。
	6-4 透析液及透析用水监测	每月对透析液及透析用水进行微生物监测，如结果超标，应增加采样点并分析原因。	1	现场查看监测记录，了解采样方法	无记录或方法不正确扣0.5分。
	6-5 医院感染监测资料的总结、分析与反馈	感染管理科定期（3～6个月）对医院感染监测结果进行分析与总结，向医院感染管理委员会报告，并向临床及有关部门反馈。	2	查看监测总结报告	没有总结和反馈，扣3分；过去一年仅有1份监测总结报告，扣1分；没有反馈扣1分，反馈面很窄如仅限于委员会主任，扣0.5分。

项目	基本要求	评价细则	标准分	考评方法	扣分标准
7.手卫生（7分）	7-1 洗手设施与用品配备满足实际需要	采用非手接触式水龙头开关（脚踏式、肘式或感应式等）；数量合适，安装的位置方便使用；配备皂液、定期清洁皂液容器；配备手消毒剂；建议使用纸巾干手，也可使用一用一消毒的小毛巾，或烘手器。	4	现场查看 2~4 个重点部门	水龙头：2分，不合格者每部门扣0.5分；手消毒剂：2分，没有按要求配置手消毒剂，每个部门扣0.25分（ICU 每床1个）；用量不符扣1分；固体肥皂潮湿、皂盒不清洁扣0.25分/处；全院水龙头、皂液和干手方法等均符合要求加2分。
	7-2 手卫生规范执行良好	医务人员直接接触病人前后正确洗手或手消毒；医务人员正确戴手套；感染管理科对各科室洗手依从性有督查和改进记录。	3	现场查看 1~2 个科室工作人员洗手及戴手套情况	每 1 人次未按规范洗手或不脱手套护理多位病人扣0.5分；无监督记录扣1分。

项目	基本要求	评价细则	标准分	考评方法	扣分标准
8.隔离与防护(15分)	8-1 隔离工作符合感染控制要求	(1)ICU等感染多发部门有多重耐药菌如MRSA、全耐药鲍曼不动杆菌的隔离制度和措施；隔离标识清楚，包括手套、口罩、帽子、隔离衣、防水围裙、眼罩或防护面罩等；制定并实施保护性隔离措施和ICU等有保护性隔离措施制度，如器官移植病人、中性粒细胞减少症的处置。 (2)重点部门如血液科、肿瘤科和ICU等有保护性隔离措施制度，如器官移植病人、中性粒细胞减少症的处置。	4	现场查看1~2个部门	不符合者，每项酌情扣0.5~1分。
	8-2 重要感染的职业暴露有防护措施并落实	对重点部门或人群提供免费预防接种如乙肝疫苗等；制订并培训医务人员熟悉接触血液或体液的"标准预防措施"；制订并培训医务人员掌握呼吸道传染病预防中"个人防护用品"如眼罩、口罩、手套、隔离衣的正确用法；按照相关规定配备防护用品；各部门及各类人员正确使用防护用品。	4	查看接种记录	未提供接种记录扣1分；抽查医生、护士和工人各1位工作中常用的防护内容，不会正确回答，不会使用防护用品，无法回答，扣0.5~1分；查看口腔科、血液透析室、内镜室防护用品及设施；缺1项扣0.5分。

项目	基本要求	评价细则	标准分	考评方法	扣分标准
	8-3 有医务人员利器损伤、HIV、HBV/HCV等职业暴露报告及处理制度	有对医务人员利器损伤、HIV、HBV/HCV等职业暴露的报告、防护制度及处理记录,包括暴露情况登记、免疫预防效果和发病情况追踪记录。	4	查看资料及相关记录	无制度扣4分,有制度但未执行扣3分;没有登记和追踪的扣2分;只有登记但无定期追踪的扣1分。
	8-4 有职业损害的原因分析及改进措施	每年对职业损害原因进行分析并有改进措施。	1	查看记录并抽查被登记人员	已有损害但无原因分析与改进措施,扣1分。
	8-5 医疗废物管理符合相关法规	医疗废物分类收集及包装物符合有关规定; 微生物室细菌培养物就地先行消毒处理; 密闭运送医疗废物,交接有登记并保存; 医疗废物暂存地符合要求,便于清洁清毒。	2	抽查2个部门	发现有一处不合要求,扣0.25分。

· 105 ·

项目	基本要求	评价细则	标准分	考评方法	扣分标准
9. 合理使用抗菌药物（5分）	9-1 制定并落实分级管理制度，定期检查使用情况并反馈	医院各管理部门按照《江苏省抗菌药物临床应用管理规范》履行职责；医院有抗感染药物管理组织，感染管理科主任为药事委员会成员；有分级管理制度并落实，各级医生有明确处方权限；对住院病人进行抗菌药物使用及围术期用药调查，调查数据有总结分析和反馈。	1	随机抽过去1周内使用"限制"或"特殊"类药物的住院病历5份，核查药剂科或医务科对各级医生处方权限分级管理情况	不符合扣0.25分/例；无调查扣0.5分；有调查无反馈扣0.25分。
	9-2 制定并落实围术期预防应用制度	有各类手术具体的预防选药种类，用药应在切皮前30分钟或麻醉诱导期开始，术后原则上不用，需使用者，最长应少于72小时；各科室应有详细的围术期抗菌药物预防应用制度。	2	抽取1～2个科室Ⅰ类手术后时间超过4天的3份病历	用药不符合规范，每例每项扣0.25分；没有围术期用药制度扣0.5分。
	9-3 病原学检测符合要求	应用"限制"及"特殊"使用类药物前，应先进行细菌或真菌培养和药敏试验；医院感染病病原学送检率大于80%。	1	抽查病例	住院病历没有送检扣0.25分/例。

项目	基本要求	评价细则	标准分	考评方法	扣分标准
	9-4 耐药性监测及资料总结	开展对特殊耐药菌株(如MRSA、VRE等)的重点监测;对常见感染部位病原学与耐药性监测资料定期总结、分析,并向医院管理部门和医护人员公布。	1	查看资料	未开展重点监测扣0.5分;无汇总资料、未公布每项扣0.5分。
10.重点感染部位的预防与控制(8分)	呼吸道感染预防与控制主要措施符合要求	人工气道患者应采用床头抬高30°~45°体位,且尽可能采用无创通气;吸痰时严格无菌操作;重复使用的呼吸机管道、雾化器,须灭菌或高水平消毒,呼吸机管道,每周更换1~2次,如有明显分泌物污染则及时更换;对危重病人须注意口腔卫生,实施正确的口腔护理。	8	现场查看	每项按照不符合程度酌情扣0.5~1分。
	手术部位感染预防与控制主要措施符合要求	对于择期手术病人,如无反指征,术前应洗澡,并使用抗菌皂;避免不必要的术前备皮,若必须备皮,提倡手术当天备皮,并使用不损伤皮肤的脱毛方法;择期手术患者,术前住院日应少于3天。	8	现场了解病人并查看病历	不符合要求扣0.5分/例。

项目	基本要求	评价细则	标准分	考评方法	扣分标准
	泌尿系统感染部位预防与控制主要措施符合要求	对留置导尿管者应遵循：正确固定导尿管，并采用连续密闭的尿液引流系统；不常规使用抗菌药物膀胱冲洗预防感染；集尿袋低于膀胱水平，不接触地面；保持会阴部清洁干燥。	8	现场查看病人置管情况	一项不符合则扣0.5分。
	血管相关感染部位预防与控制主要措施符合要求	开展有关血管内置管的使用、维护及感染的预防与控制培训；保持插管部位清洁，有污染时，及时更换敷贴；血管导管的三通锁闭要保持清洁，发现污垢或残留血迹时，及时更换；开展导管相关感染的监测、分析与反馈。	8	询问医生或护士，了解其知识掌握情况；现场查看病人置管情况	医务人员不能回答者扣0.5分/人；现场查看病人置管情况，不符合则扣0.5分/例；开展监测加1分。

备注：1. 重点感染部位的预防与控制每个部分8分，共4项内容，每次检查一个部位的预防与控制每一栏标准分扣完即止。发现弄虚作假倒扣分，部分"细则条款"和"建议内容"采用加分形式。
2.

108

参 考 文 献

1. 医院感染管理办法. 中华人民共和国卫生部令第 48 号. 2006 年
2. 消毒管理办法. 中华人民共和国卫生部令第 27 号. 2002 年
3. 医疗卫生机构消毒技术规范. 卫发监发[2002]282 号
4. 医疗废物管理条例. 中华人民共和国国务院令第 380 号. 2003 年
5. 医院感染监测规范. 中华人民共和国卫生行业标准 WS/T312－2009
6. 医务人员手卫生规范. 中华人民共和国卫生行业标准 WS/T313－2009
7. 医疗机构口腔诊疗器械消毒技术规范. 卫医发[2005]73 号
8. 医院隔离技术规范. 中华人民共和国卫生行业标准 WS/T311－2009
9. 《内镜清洗消毒技术操作规范(2004 年版)》. 卫医发[2004]
10. 医院消毒供应中心第 1 部分:管理规范. 中华人民共和国卫生行业标准 WS310.1－2009
11. 医院消毒供应中心第 2 部分:清洗消毒及灭菌技术操作规范. 中华人民共和国卫生行业标准 WS310.2－2009
12. 医院消毒供应中心第 3 部分:清洗消毒及灭菌效果监测标准. 中华人民共和国卫生行业标准 WS310.3－2009
13. 卫生部办公厅关于抗菌药物临床应用管理有关问题的通知. 卫办医政发[2009]38 号
14. 抗菌药物临床应用指导原则. 卫生部、国家中医药管理局和总后卫生部. 2004 年
15. 江苏省抗菌药物临床应用管理规范. 苏卫医[2006]9 号
16. 2011 年全国抗菌药物临床应用专项整治活动方案. 卫办医政发[2011]56 号